Homosexualisierung

Von

Dr. Max Rudolf Senf

BONN 1924
A. Marcus & E. Webers Verlag (Dr. jur. Albert Ahn)

Otto Wigand'sche Buchdruckerei G. m. b. H., Leipzig.

Inhalt.

Im Jahre 1912 ist als Frucht langen Beobachtens und Nachdenkens meine Arbeit über Geschlechtstrieb und Verbrechen mit dem Anhange: Zur Psychologie des Lustmörders [1]) erschienen; ich habe darin den Versuch gemacht, sexualpsychische Äußerungen und Zusammenhänge klarzustellen und systematisch darzustellen, die Arbeit wurde noch ergänzt durch die Abhandlungen: Fetischismus [2]), Nochmals der Ursprung der Homosexualität [3]), Noch einmal der Ursprung der Homosexualität [4]) und Narzißmus [5]). Allen diesen Arbeiten ist gemeinsam, daß sie sich streng darauf beschränken, Tatsachen mitzuteilen, es steht nichts darin, was nicht irgendwie psychisches Erlebnis wäre. Die sexualwissenschaftliche Literatur in ihren Haupterscheinungen hatte ich natürlich vorher kennen gelernt, ich wußte deshalb, daß mein Versuch in seiner Art eigentlich ein erster Schritt sei, ich hoffte aber, man würde das Tatsächliche als solches erkennen und würdigen, doch Näckes Angriff gegen mich war nur ein Beweis dafür, daß die Gewinnung von Resultaten auf dem Gebiete der inneren Erfahrung und ihre abstrakte Verarbeitung wohl auf noch weniger Augen beschränkt ist, als man gemeinhin annimmt.

Ich unternahm es daher weiter, die Forschungsmethode, welcher ich meine Resultate verdankte, in den drei Abhandlungen: Psychosexuelle Intuition [6]), Nochmals psychosexuelle Intuition [7]) und Psychosexuelle Intuition und Sexualbiologie [8]) darzustellen.

Es blieb mir übrig, schließlich dem Mechanismus nachzugehen, der die früher mitgeteilten psychischen Äußerungen und Zusammenhänge schafft; Zweck dieser Arbeit ist, die Ergebnisse meiner Ermittelungen wiederzugeben; soweit wir uns dabei auf dem Boden der inneren Erfahrung bewegen, sind die festgestellten Tatsachen nur durch die Berufung auf ihre Existenz beweisbar, soweit die Abstrahierung aus ihrer Tatsächlichkeit das feste Gefüge eines bestimmten Zusammenhangs ergibt, liegt dessen Rechtfertigung darin, daß die Abstraktion eine hervorragende Wesensäußerung unseres Geistigen an sich darstellt.

Am Anfang war die unumschränkte Herrschaft des Triebes; daran kann schon deshalb kein Zweifel sein, weil es noch jetzt Menschen gibt, die nicht die geringste Distanz zu ihrem Seelenleben haben, die wie Blitzableiter den Blitz das Geschehen durch sich hindurchgehen lassen und darauf im großen und ganzen nur triebmäßig reagieren, und weil der Einsichtige auf dem Gipfel zuweilen erkennt, was sich kaum treffender sagen läßt als mit den Worten Walter von Molos, der es erfahren haben muß:

---

1) Vgl. H. Groß Archiv, Bd. 48, S. 1 ff.
2) Vgl. H. Groß Archiv, Bd. 60, S. 99 ff.
3) Vgl. H. Groß Archiv, Bd. 67, S. 67 ff.
4) Vgl. Jahrbuch für sexuelle Zwischenstufen 1914, Heft 2.
5) Vgl. Sexualprobleme, 9. Jahrg., S. 153 ff.
6) Vgl. Zeitschr. f. Sexualwiss., Bd. 6, S. 81 ff.
7) Vgl. Zeitschr. f. Sexualwiss., Bd. 7, S. 209 ff.
8) Vgl. Zeitschr. f. Sexualwiss., Bd. 7, S. 361 ff.

„Es gibt Gedanken, die nicht denkbar sind,
die aus dem trüben Satz des Rätsels quellen,
die niemals reinigende Strahlen hellen,
die lauernd sonnverwiesne Mörder sind.
Sie stammen aus der Erde ohne Geist,
da sich die Finsternis vom Lichte schied,
sie sind der Sehnsucht grauenvollstes Lied,
das uns mit Raubtierkrallen abwärts reißt.
In dunkler Zeit war Tierheit unser Vater;
es griff die Menschenpranke oft und gern
nach allem, was der Seele fremd und fern,
doch: Aus der Tierheit wuchs der Mensch empor,
wie aus dem Dünger treibt die Saat zum Licht;
es wäre ohne Tier die Menschheit nicht!

Die beiden großen Triebkomponenten sind, wie die Erfahrung lehrt, der Geschlechtstrieb und der Selbsterhaltungstrieb, der wieder in den Nahrungs- und Kampftrieb gegliedert werden kann.

Unsere Menschwerdung muß mit der Triebbeschränkung, die sicherlich eine erzwungene war — noch jetzt ist ja La Rochefoucaulds Wort richtig: „Wir lassen nicht von der Sünde, sondern die Sünde läßt von uns" —, irgend einmal begonnen haben, und zwar muß der Zwang dauernd und überwältigend gewesen sein, daß er dem „Gesetz der Bestie" mit Erfolg sein Gesetz entgegenstellen konnte, das die allmähliche Vernichtung des Kampftriebes und die Zähmung des Geschlechtstriebes bedeutet. Der psychische Mechanismus aber, der das vollbracht hat und ununterbrochen fortwirkt, ist kurz folgender: die Triebbeschränkung erhöht mit der Steigerung der Spannungsgefühle die Reizbarkeit und damit die seelische Aufnahmefähigkeit für Eindrücke der spezifischen und schließlich auch anderer Art. Dadurch wird die erste Voraussetzung geschaffen für gefühlsmäßiges Erleben und die Belebung des Vorstellungs- und Assoziationsablaufs überhaupt. Das Primäre dabei ist also das Gefühl, und seine Intensivierung bedeutet dann jene gewaltige Kraft, die nicht nur Vorstellungen schafft und den Assoziationsablauf beschleunigt, sondern ihm zugleich Inhalt, Richtung und Ziel gibt, kann es doch dahin kommen, daß das Gefühl die Kritik vollkommen verbiegt, wie sich gut an ausgeprägten Formen melancholischen oder manischen Irreseins beobachten läßt.

Die Intensivierung von Gefühl und Vorstellung ermöglicht die weitere Entwicklungsstufe der Differenzierung von Gefühls- und Vorstellungs*inhalten*; erst eine gewisse Stärke und Mannigfaltigkeit nämlich bewirkt, wie uns die innere Erfahrung täglich lehrt, die Bewußtmachung des Inhalts, damit seine Reproduktion, das Festhalten an ihm, seine Heraushebung aus anderen, kurz seine Differenzierung.

Diese bildet schließlich die Voraussetzung für einen äußerst wichtigen seelischen Vorgang, den ich als Abstraktion bezeichnen möchte, d. h. die Vereinigung verschiedener differenziert erlebter Inhalte zu einem seelischen Gesamteindruck in der Weise, daß die Tatsache eines oft verwickelten Assoziationsablaufs an sich die Tatsächlichkeit einer bestimmten Gefühlsgebundenheit bedingt und umgekehrt. Diese Gefühlsgebundenheit als Fühlerinnerung und Fühlbereitschaft entsteht aber besonders leicht auf Grund des dauernden

Abklingens triebgebundener und daher in ihrer Ichbeziehung besonders starker Gefühle, ihre Bedeutung für das Seelenleben wird zudem noch besonders groß dadurch, daß sie ununterbrochen den gewaltigen Komplex von Vorstellungen befruchtet, der ihr assoziativ gehorcht.

Das Erlebnis der Abstraktion ins Unendliche vervielfacht und die Vereinigung der Abstraktionserlebnisse in gleicher Weise wie der differenziert erlebten Vorstellungs- und Gefühlsinhalte zu einem Gesamteindruck höherer Ordnung, der also nichts anderes als die automatische Beschleunigung und Steigerung der Assoziabilität bedeutet, veranlaßt am Ende die Bildung von seelischen Komplexen, d. h. Vorstellungs- und Gefühlsgebundenheiten, die für das Seelenleben gewissermaßen die Rolle grundlegender, richtunggebender Formeln spielen; denn im Komplex ist der Kreis der Vorstellungen, die sich in assoziativer Vollständigkeit zum seelischen Gesamteindruck vereinigen, nahezu geschlossen und die Gefühlsgebundenheit so zwingend geworden, daß ausschließlich Vorstellungen aus jenem geschlossenen Kreise ins Bewußtsein gelangen. Gefühle und Vorstellungen, die mit dem Komplex im Einklang stehen, klingen deshalb leicht und reibungslos ab und lösen lustbetonte Willenshandlungen aus; nur ihm widersprechende, ungewohnte und schon deshalb oft unlustbetonte veranlassen kritische Verarbeitung; so dient die Komplexbildung zugleich der Vereinfachung seelischen Lebens, insofern sie es auf bestimmte Nenner bringt.

Damit ist der psychische Mechanismus, der unsere Menschwerdung vermittelt, in groben Hauptzügen umrissen. Das Resultat, das mit seiner Hilfe erzielt worden ist, besteht zunächst in der Herausbildung zweier Hauptkomplexe: des Ichkomplexes und des Komplexes der Außenwelt. Jener beruht auf Abstraktionen aus der Summe der Vorstellungen und Gefühle, welche die Bewußtmachung, Ausprägung, Betonung der eigenen Wesenheit vermitteln und im Komplex zur festen Größe, zum bestimmten Maßstab, zum Mittelpunkt seelischen Lebens verdichten; er muß durch die Beschränkung und Abwandlung des Geschlechtstriebes entstanden sein; denn die innere Erfahrung zeigt, daß die sexuelle Abstinenz beim Menschen das Ichbewußtsein steigert, ihn darin besonders empfindlich und leicht verletzbar macht und selbst zu wahnhafter Ichbeziehung verführen kann. Wir alle sind ja aus dieser Quelle in etwas paranoisch geworden, bei Homosexuellen aber trifft dies aus naheliegenden Gründen ganz besonders zu.

Der Komplex der Außenwelt dagegen baut sich auf allen denjenigen Abstraktionen auf, welche bei der Abwandlung des Kampftriebes schließlich mit dem gleichen grundlegenden Inhalt zusammenklangen, daß Umwelt und Allgemeinheit (die Summe der fremden Ichs) im bewußten Gegensatz zum eigenen Ich und als richtunggebend für das Ich empfunden werden. Denn da für uns das Zusammenleben Daseinsbedingung und Daseinsform zugleich ist, so dient die Gemeinschaft dem höchsten Lebenszweck aller, der in der Erstrebung von Lust liegt, indem sie die erste Voraussetzung für seine Erreichung bildet. Die Erhaltung dieser Voraussetzung ist deshalb eine Frage der Selbsterhaltung und muß zugleich zu einer Frage der Lebensgestaltung dann werden, wenn das Individuum aus der Erfahrung gelernt hat, daß ihm, da allein im Mittel der Gemeinschaft die Erreichung des Lebenszwecks möglich ist, nützt, was diese fördert und Nachteil bringt, was ihr schadet. Die Notwendigkeit, daß sich der Egoismus so um seiner selbst willen zum Altruismus ausgestaltet, schafft deshalb den Maßstab, welcher für das Verhalten des Individuums grundlegend sein muß [1]). Eine seelische Einstellung, welche in Widerspruch zum Komplex der Außenwelt tritt, läuft also von vornherein Gefahr, auch dem Widerspruch des Ichkomplexes zu verfallen. Diese seelische Tendenz ist oder schafft in der Gewohnheit, wie Montaigne schon lehrte, „das Gewissen". Es wird befruchtet, wie ich in der kurzen Kennzeichnung des Richters als sozialpsychologische Erscheinung in der Zeitschrift „Die Tat", Novemberheft 1920, S. 616 näher ausgeführt habe, durch die aus dem Gefühl hingebender Verehrung erzeugte Bereitwilligkeit zur Unterordnung, durch den aus der Furcht gestalteten Zwang zum Gehorsam, durch die der Einsicht entspringende Achtung vor dem Gesetz. Soweit sich der Ichkomplex aber dadurch, daß er sich dem Komplex der Außenwelt anpaßt, selbst in Gegensatz zu seiner Lebensquelle, eben dem Geschlechtstrieb, bringt (der Komplex der Außenwelt selbst hat keine mehr, sondern ist zum unabhängigen Machtfaktor geworden), beginnt dann der schmerzhafte innere Konflikt, bei dem es um eine immer weiterreichende Fesselung des Geschlechtstriebes geht.

Durch diese wird dann wieder die Empfindlichkeit des Ichbewußtseins gesteigert auch für die Ablehnung des Sichinwiderspruchsetzens mit dem Komplex der Außenwelt, und so wächst dessen Macht unablässig bis jene Entwicklung einsetzen kann, welche zu der später noch zu behandelnden Abkehr von triebgemäßer Abreaktion überhaupt führt. Es gibt allerdings auch viele, die sich von seiner Macht, der wir, soweit wir nicht geisteskrank sind, mehr oder weniger alle unterliegen (der Typ des vollkommenen „fou moral" ist sehr selten; das Strafgesetzbuch und der Kodex der konventionellen Lüge werden meist respektiert), d u r c h D e n k t ä t i g k e i t frei zu machen vermögen, und es gibt schließlich solche, die unwillkürlich versucht sind, die sich aus dem Gegensätzlichen zum Außenkomplex ergebenden Situationen sogar zur Gewinnung von Lust auszubeuten, eins der drastischsten Zeichen übrigens für den uns beherrschenden instinktiven Drang nach Lusterlangung.

So sind wir im Kampfe mit den Reizen durch die Dynamik des Gefühls, die Gefolgschaft der Vorstellungen, den Zwang zur Assoziation und Reproduktion, zur Abstraktion und Komplexbildung allmählich zu Menschen geworden.

Mit der Bildung der Komplexe ist die erste Stufe der Sexualität, die unumschränkte Triebherrschaft, überwunden und die zweite, die der Triebbeschränkung, erreicht, über welche hinweg erst die dritte, die einzige Stufe der Erotik, zugänglich wird, welche durch die Triebwandlung in der bewußten Gestaltung psychischen Lebens charak-

[1]) Weitere Ausführungen über den Begriff des sittlichen und unsittlichen, des strafwürdigen und strafbaren Verhaltens finden sich in dem von mir 1912 bei Helwing in Hannover veröffentlichten Buche: Das Verbrechen als strafrechtlich-psychologisches Problem (S. 53 f.).

terisiert ist. Das ursprünglichste Mittel dazu liegt in der Umsetzung des Triebmäßigen in andere psychische Qualitäten; sie geschieht auf zwei Wegen: entweder die angestaute Spannung setzt sich einfach in andere Gefühle, z. B. in Angst, Inbrunst, Mystik um, und diese Gefühlseinstellung wird dann mit Hilfe der Vorstellung assoziativ weiter ausgestaltet, z. B. zur Vorsicht, Treue, Umsicht; oder die nicht abreagierten Spannungsgefühle bringen, indem sie sich in dem Zwange zur Erzeugung von Vorstellungen lösen, spontan den oben beschriebenen Mechanismus immer mehr verfeinerter Abstraktion und Komplexbildung in Lauf, in dessen Dienst nunmehr die den Assoziationsablauf befruchtende besondere Denktätigkeit und die triebgebundene Schwungkraft bewußten Strebens nach Lust tritt, so daß schließlich Fühl-, Vorstellungs- und Wollensbereitschaften entstehen, die wir z. B. Mut, Ausdauer, Gewissenhaftigkeit, Ordnung, Genauigkeit, Organisationsgefühl, Forschungssinn nennen. In der Existenz dieser Bereitschaften aber ist dann zugleich der Anstoß für eine immer weitergreifende Umsetzung des Triebmäßigen gegeben: Kultur schafft wirklich den Zwang zur Kultur. Das Seelenleben wird dadurch in seinen Erscheinungsformen immer komplizierter, der Mechanismus, welcher diese Komplikation schafft, bleibt aber der gleiche, und die Kraftquelle, eben das Triebmäßige schlechthin, das sich umsetzt, immer dieselbe[1]). Selbst die fertige, auf abstrakt-geistiges oder gefühlsmäßig-künstlerisches Schaffen gerichtete Anlage offenbart noch ihren triebmäßigen Ursprung insofern, als hier produktive Arbeit den Trieb vollkommmen zum Schweigen zu bringen und lange Zeit hindurch nahezu auszuschalten vermag.

Die Triebumsetzung, der wir heute alle mehr oder weniger unterliegen und auf welche der mit der fortschreitenden Kultur ständig wachsende Zwang zur unfreiwilligen oder freiwilligen Drosselung des Triebmäßigen unablässig befruchtend wirkt, muß, wie ich glaube, w e i t fortgeschritten sein, ehe die Abwandlung der sexuellen Trieb e i n s t e l l u n g möglich wird. Ein in seiner Eindeutigkeit starker Trieb sucht ursprünglich, unwillkürlich und unbewußt die Entspannung im Akte. Daß dieser überhaupt ein komplexes Erlebnis ist, wird dem Individuum in keiner Weise bewußt. Erst die durch eine Vervielfältigung der Erscheinungsformen bedingte Zähmung des Geschlechtstriebes schafft die Voraussetzung dafür, daß sich hier Lusthunger überhaupt in Erfindungsgeist umzusetzen vermag, daß d u r c h d i e M a c h t d e s a s s o z i a t i v e n F a k t o r s, d. h. durch die Erweiterung des Vorstellungskreises, welcher den die Spannung lösenden Lustgefühlen assoziativ gehorcht und die gleichzeitige assoziative Verschiebbarkeit und endliche Ablösbarkeit der Vorstellungen, welche den tatsächlichen Eintritt der Entspannung gewährleisten, die Bahn der Abwandlung der Triebeinstellung gangbar und gangbarer und schließlich wahr wird, was Tolstoi einmal in die Worte gefaßt hat: „L'amour sensuel est bon pour les charretiers et l'amour platonique pour les imbéciles, le plus grand charme de

[1]) Über die Realität dieser Umsetzung hat sich schon Schopenhauer geäußert, vgl. Neue Paralipomena (Grisebach), S. 217 f.

l'amour consiste en combinaisons étranges et en situations hors nature.“ Es kommt zum Zerfall des Aktes als sexuelles Erlebnis in seine Einzeleindrücke der Gewaltanwendung, der Erregung, des Leidens des Gegners und der realen und ideellen Begleiterscheinungen und damit allmählich immer mit Hilfe des früher geschilderten Mechanismus zur Herausbildung der sogenannten Perversitäten, deren Entstehung also in der seelischen Entwicklung des Menschen naturnotwendig und deshalb unvermeidbar beschlossen liegt, und der Homosexualität.

Die Entwicklung beginnt, sobald die genannten Einzeleindrücke nicht mehr gleichmäßig zu dem umfassenden Eindruck der lösenden Besitzergreifung zusammenklingen, sondern innerhalb ihres Zusammenhangs der eine oder andere aus irgendeinem Grunde, z. B. wegen der ihm einmal zukommenden besonderen Intensität, selbständiger gefühlsbetont hervortritt. Denn dadurch kommt er in den Vordergrund, reißt allmählich etwas von der entspannenden Wirkung, die sonst allein in dem Gedanken der Besitzergreifung gesucht und gefunden wird, an sich und bedingt zugleich für die Zukunft, daß überhaupt erst in seinem Mittel, d. h. durch die Pflege seiner Beziehung zur Besitzergreifung, eine Entspannung für möglich gehalten wird. Da aber erst die Anwendung einer gewissen Gewalt die Besitzergreifung ermöglicht und der Genuß des Einzeleindrucks von vornherein durch seine Beziehung zu dieser und damit deren Verwirklichung bedingt ist, muß sich im Individuum der Antrieb entwickeln, durch eine Steigerung der Gewalt die Intensität der Besitzergreifung im Einzeleindruck zu steigern. Der Akt bildet dann ein bewußtes Genießen des mehr oder weniger deutlich hervortretenden Einzeleindrucks in seiner Beziehung zu den übrigen und zur Besitzergreifung auf der Grundlage des Einflusses, welchen die Gewalt infolge ihrer Beziehung zu der Besitzergreifung und zu den Einzeleindrücken hat.

Die Körperverletzung wird in diesem Zusammenhange das ideale Mittel zur Herbeiführung der Entspannung: Dem Individuum genügt nicht mehr das Beißen und Kratzen, sondern es verfällt, wie mir ein Fall meiner Praxis gezeigt hat, z. B. darauf, während der Vollziehung des Beischlafs das Opfer der Lust mit einem stumpfen Messer zu bearbeiten: Der Betreffende hatte in sehr charakteristischer Weise neben dem Gliede das Messer einzuführen versucht, dabei dem Mädchen eine Verwundung beigebracht, von der es zunächst nichts gemerkt hatte, und gleichzeitig den Akt vollzogen. Diese Art gewaltsamer Betätigung ist, wie ich nochmals betonen möchte, lediglich eine Unterstreichung eines Einzeleindrucks in seiner Beziehung zu den übrigen und zur Besitzergreifung zum Zwecke der intensiveren Gestaltung aller Eindrücke oder eines bestimmten Einzeleindrucks und dadurch der Erzielung eines höheren Genusses. Darin aber ist bereits die Grundlage für eine weitergehende psychische Entwicklung gegeben, insofern die Ausübung einer besonderen Gewalt, dadurch daß sie dem Individuum bewußt erst in der durch sie bedingten Luststeigerung die Entspannung ermöglicht, schließlich zur Voraussetzung für deren Eintritt überhaupt werden kann. Die Entwicklung ist abgeschlossen, wenn der Akt ohne Überwältigung des Opfers oder ohne nachfolgende selbständige Gewalt keine Befriedigung mehr gewährt. Dabei kann die Gewalt der intensiveren Gestaltung wieder aller Eindrücke oder eines bestimmten Einzeleindrucks innerhalb des Rahmens ihrer Beziehung zur Besitzergreifung dienen.

Nun ist aber psychologisch ein weiterer Schritt möglich: Der Einzeleindruck, welcher immer stärker gefühlsbetont und deshalb immer selbständiger als Träger der Entspannung hervortritt, ruft dem Individuum bewußt schließlich allein das Maß an Lust hervor, welches zur Lösung des sexuellen Affektes ausreicht. Damit wird seine Erzeugung zum Ziel des Aktes. Der Einzeleindruck dient nicht mehr zusammen mit den übrigen der Herbeiführung eines Gesamteindrucks in der Besitzergreifung, sondern diese ist lediglich zum Begleitumstand, zur Nebensache geworden. Die Bedeutung der übrigen Einzeleindrücke und ihre Beziehung zur Besitzergreifung muß aber allmählich von selbst verschwinden, wenn das gleichmäßige Zusammenklingen aller und ihre Unterordnung unter diese gemeinsame Beziehung, worauf von vornherein die lösende Wirkung des Aktes beruht, aufhört. Ist diese Entwicklung abgeschlossen, dann hat die Ausführung des Aktes jede entspannende Wirkung verloren und für das Individuum keinen Sinn mehr; als Mittel zur Entspannung dient vielmehr lediglich die Tätigkeit, welche nach ihrer charakteristischen Artung den Genuß des Einzeleindrucks zu gewährleisten vermag. *Dann ist die Dissolution des geschlechtlichen Erlebnisses vollendet und das sexuelle Fühlen des Individuums wird völlig bestimmt durch das Interesse an der Gewalt, oder an der Erregung, oder an der Qual, oder am Milieu.*

Sobald im Interesse des Einzeleindrucks der Gewalt die Dissolution des geschlechtlichen Erlebnisses so weit fortgeschritten ist, daß die Besitzergreifung als Mittel zur gewaltsamen Betätigung betrachtet wird, bestimmt die Erfahrung von der begrenzten Steigerungsmöglichkeit der Gewalt im Akte das Individuum dazu, an dessen Stelle die potenzierte Gewalt gegenüber der Person des Opfers überhaupt zu setzen.

Der Entwicklungsprozeß ist abgeschlossen, wenn der Geschlechtsgenuß *lediglich* in einem gegen das Opfer gerichteten Gewaltakt gefunden wird, der äußerlich dann gar nicht mehr den Stempel einer sexuellen Handlung an sich trägt; wenn die Befriedigung im Zerstören des Opfers besteht, weil darin eben für das Individuum die letzte Möglichkeit einer Besitzergreifung und zugleich die höchste Besitzlust liegt. Damit ist der „typische Lustmörder", wie ich ihn genannt habe, fertig und ein entsetzlicher Verbrecher in der Welt.

Herrscht die Gewalt als Einzeleindruck, dann wirkt also der Gedanke der Besitzergreifung, wenn auch in anderer potenzierter Form fort, herrscht dagegen der Eindruck der Erregung oder der Wirkung, dann muß jeder Gedanke an die Besitzergreifung verschwinden, weil ihr sich in der Aktivität äußernder Wesenszug dem passiven Charakter des Genießens im Schauen zuwiderläuft und es beeinträchtigt. Lediglich der Gedanke, die sexuelle Erregung im andern hervorzurufen und zu genießen, ist dann im ersten Falle das Ziel der sexuellen Entspannung.

Zur Erzeugung der sexuellen Erregung bei anderen bedient sich das Individuum des Wortes oder der Tat; dabei ist charakteristisch, daß es ihm schließlich gar nicht mehr auf den tatsächlichen Eintritt des gewollten Erfolgs ankommt, sondern daß ihm schon die Vorstellung der Brauchbarkeit des Mittels und seiner Anwendung bei einem anderen sexuelle Befriedigung bringt, weil diese Vorstellung infolge ihrer unlösbaren Verbindung mit derjenigen von dem Ziel und der Wirkung des Mittels in ihrer Verwirklichung selbständig zur Entspannung beitragen muß. Das Bewußtsein von der Unschuld des Opfers wirkt dabei stets stimulierend, da sie die Auslösung einer ersten, daher umfassenden und tiefgehenden Erregung zu verheißen scheint. So wird es erklärlich, daß sich der Täter Kinder heraussucht, um ihnen unzüchtige Geschichten zu erzählen, schamlose Bilder zu zeigen, oder sie auch über eigene Sexualerlebnisse auszuforschen und aufzuklären und, wenn sie nicht genügend reagieren, wohl auch zur Vornahme unzüchtiger Handlungen zu verleiten, um sich auf diese Weise sicher an ihrer Erregung weiden zu können.

In der Natur seines Triebes liegt es aber ebenso, Situationen, welche ihm die Möglichkeit bieten, die sexuelle Erregung anderer wahrzunehmen, zur Erlangung von Lust auszunutzen: Seine Befriedigung findet er in der Mixoskopie. Es überkommt ihn ein wahres Fieber, Liebespaare zu belauschen; zu diesem Zwecke studiert er ihre Gewohnheiten, legt sich in den Hinterhalt, beschleicht sie und ist wie gebannt durch alles, was ihm Auge und Ohr von ihrer verschwiegenen Betätigung verraten. Der Gedanke, die beiden vollziehen den Beischlaf oder gar die Wahrnehmung des Aktes erzeugen bei ihm den Orgasmus, aber nicht etwa weil er sich durch die Phantasie selbst in die gleiche Lage versetzt; der Gedanke an eigenen sexuellen Verkehr kommt ihm gar nicht, sondern weil er die aus der Wahrnehmung abstrahierte sexuelle Erregung des andern unmittelbar, dauernd und deshalb in der konzentriertesten Form genießt. Zur tatsächlichen Ermöglichung eines derartigen Genusses begeht der Täter manchmal Sachbeschädigungen, um in Räume zu gelangen oder zu spähen, oder maßt sich zur Erreichung des gleichen Zweckes ein Amt an, meist das eines Kriminal- oder Sicherheitsbeamten. Je nachdem die Verhältnisse liegen, arbeitet er einen bestimmten Plan aus, der ihm die Gelegenheit verschafft und dauernd erhält. Ich erinnere hier an den in der Literatur bekannten Fall eines etwa 30jährigen Oberkellners, der in dem Hotel seines Arbeitgebers junge Ehepaare stets in ein bestimmtes Zimmer legte, in welchem er das Bett so gestellt hatte, daß er es vom Nachbarzimmer aus, dessen gegenüberliegende Wand oben sorgfältig durchbohrt war, übersehen konnte. War das betreffende Zimmer besetzt, dann sorgte er nach Möglichkeit dafür, daß das anstoßende frei blieb. Dort nahm er dann auf einem dazu besonders hergerichteten Gestell seinen Beobachterposten ein. Besonders charakteristisch ist dabei die Veranlassung, welche zu seiner Entdeckung führte: Er hatte einmal einen Lehrling mitgenommen und durch die Öffnung sehen lassen, als das Ehepaar drüben den Beischlaf vollzog und gleichzeitig versucht, den Jungen zu manustuprieren. Dieser verriet ihn deswegen.

Wenn infolge des oben aufgezeichneten Entwicklungsganges weiter die Wahrnehmung von der Wirkung des Aktes, d. h. des wollüstigen Schmerzes, der physischen und psychischen Erschütterung, der Erschöpfung, in den Mittelpunkt des sexuellen Interesses getreten ist und die Richtung des geschlechtlichen Strebens ausschließlich bestimmt, dann wird das Mittel zur Entspannung im Quälen des Opfers gesucht und die Befriedigung im Schauen der durch die zweckmäßige Betätigung hervorgerufenen Qual gefunden. Da sich aber die Vorstellung von dem Ziel und der Wirkung des Mittels nicht von der Vorstellung seiner Anwendung trennen läßt, so trägt schon die Ausführung der als zweckentsprechend gewollten Tätigkeit zur Entspannung bei, insofern in ihr eben unablässig die Wirkung vorempfunden wird. Diese psychologische Tatsache ermöglicht, daß schließlich die Wahrnehmung der Wirkung zur Herbeiführung der Entspannung nicht mehr unbedingt erforderlich bleibt und dadurch weiter, daß auch ein Mittel für brauchbar gehalten werden kann, dessen Wirkung nicht in der Erzeugung sichtbarer physischer Qualen besteht, sondern das lediglich, wie der Täter weiß, seelische Schmerzen hervorruft, von denen er nichts sieht, deren Tatsächlichkeit er aber bei der Anwendung des Mittels in der Vorstellung genießt. Man kann deshalb zwischen realem und idealem Sadismus unterscheiden. Nach alledem wird von selbst verständlich, daß der Sadist ein feines Gefühl für die Brauchbarkeit des Mittels und eine Virtuosität in der Erfindung immer raffinierterer Variationen erlangt. Dabei geht seine Phantasie naturgemäß von der Wirkung aus, welche eine Übertreibung der sich im Akte offenbarenden Gewalt auf die Geschlechtsorgane hat, er beginnt deshalb mit einer quälenden Einwirkung auf diese, dann aber quält er den Körper des Opfers überhaupt, mit besonderem Genuß, indem er es würgt, da sich im Erstickungsanfall die Qual des Leidens besonders drastisch äußert.

Schwieriger läßt sich das Motiv natürlich bei lediglich psychischer Einwirkung erkennen; fast immer bedarf es hier eines sehr eingehenden Studiums aller Einzelheiten des Falles und der näheren Verhältnisse der in Frage kommenden Personen, ehe sein sexueller Charakter ganz klar hervortritt, wie z. B. in dem interessanten Prozeß jener Pensionsinhaberin, die einen Jungen gewaltsam als Mädchen erzogen hatte.

Da aber zur Würdigung der Qual des Opfers ein Durchleben dieser Qual gehört, so besteht die sexuelle Lust des Sadisten nicht nur in dem Bewußtsein, daß ein anderer leidet, sondern auch in dem Genuß reflektorisch erzeugter eigener Qual. Hier liegt der Keim eines neuen psychischen Entwicklungsprozesses: Wer mit Lust innerlich Qualen durchkostet, den kann die Macht der Lust dazu zwingen, sich unablässig Qualen vorzustellen und, da dies Übermaß schließlich quälend wirkt, aus der im Dienste einer Idee, eben der Idee sich Qualen vorzustellen, erzeugten eigenen Qual Lust zu schöpfen. Ist diese Neigung begründet, dann wird ihre Ausbeutung Selbstzweck: an Stelle der einen Idee, um derentwillen man sich quält, kann eine andere treten, eine mystische, religiöse, uneigennützige. Und da die

Idee das innere und demnach auch das äußere Leben des Individuums absolut beherrscht, so werden um ihretwillen auch physische Qualen mit in den Kauf genommen; im Dienste der Idee bringen auch sie Lust. Dann aber ist es nur noch ein Schritt dazu, daß überhaupt die Idee, physische und psychische Qualen zu erdulden, Lust bringt und daß sich das selbständige Streben bildet, sie zur Erlangung von Lust zu suchen. Damit ist der masochistische Charakter, der sich dann auch im sexuellen Fühlen äußert, fertig: In jedem Manne liegt ein sadistischer Keim, aus dem sich aber nur über den Sadismus hinweg die masochistische Neigung entwickeln kann; im Weibe dagegen liegt von Haus aus ein masochistischer Keim, der nur zu wachsen braucht, um zum Masochismus zu werden; sein Vorhandensein schließt sadistische Neigungen aus, sie können im Weibe nur entstehen, wenn ihm das Eigenste seiner Natur, das weibliche Geschlechtsgefühl, fehlt.

Eine besondere masochistische Nuance liegt in der Lust am Besudeltwerden; aus ihr aber kann sich leicht die Freude am Gegenstande der Besudelung, z. B. an den Exkrementen und üblen Gerüchen anderer, entwickeln. Ist der Prozeß abgeschlossen, dann stellt ihr Genuß das Mittel zur sexuellen Befriedigung dar, dann hat sich eine Skatophilie herausgebildet, die in der Koprophagie zu gipfeln vermag.

Da die Vorstellung von der Besitzergreifung nach dem Charakter unseres psychischen Wirkens überhaupt erst eine selbständige Bedeutung durch die Vorstellung eines bestimmten Körpers erlangen kann, so muß ihr entspannender Wert nicht nur von dem Inhalte dieser Vorstellung abhängig, sondern zugleich durch ihn bestimmbar sein: Das Bewußtsein von den Eigenschaften des Körpers wird dadurch zu einem Hauptträger für die Entspannung. Dieses Bewußtsein umfaßt von vornherein einen Komplex verschiedener Assoziationen, unter denen aus irgendeinem Grunde jede einzelne dem Individuum bewußt aufdringlich hervortreten kann. Besonders nahe liegt es, daß die Körpervorstellung sich deutlich in den Vorstellungen der einzelnen Körperteile vollzieht, welche für uns die primären und sekundären Geschlechtsmerkmale ausdrücken, weil sie gerade die ursprünglichste Voraussetzung für die erogene Wirkung des Objekts überhaupt darstellen. Sie alle kann das Individuum in einer inhaltlich unklaren, aber deutlich gefühlsbetonten Gemeinvorstellung zusammenfassen, es kann ihm aber auch die Vorstellung eines bestimmten Körperteils (z. B. des Geschlechtsteils, der Brust, der Hand, des Fußes) den Inhalt der Körpervorstellung schlechthin ersetzen und daher ihre Stelle vollständig ausfüllen. Damit ist dann bereits der Ausgangspunkt für die oben näher beschriebene Entwicklung gegeben, daß der Einzeleindruck des bestimmten Körperteils die Entspannung in der Besitzergreifung vermittelt, daß diese allmählich den Charakter als Zweck verliert und als Mittel zum Zweck gedacht wird, schließlich jeden entspannenden Wert einbüßt und der Genuß des Einzeleindrucks sich zum ausschließlichen Träger der sexuellen Trieblösung gestaltet. Der Inhalt des auf diese Weise zur Alleinherrschaft gelangten Einzeleindrucks kann so mannigfaltig sein, als es die Beziehungen der verschiedensten Vorstellungsinhalte zur Körpervorstellung sind.

Da die Kleidung in besonders naher Beziehung zum Körperlichen steht und es zudem für uns eindrucksvoller gestaltet, so vermag schließlich die Vorstellung der Hülle wirksamer als die Vorstellung des Verhüllten die Körpervorstellung überhaupt zu ersetzen: Nicht mehr die Schenkel und der Geschlechtsteil, sondern die Hose, welche beides in charakteristischer Weise umschließt, nicht mehr der Busen, sondern das Korsett, nicht mehr Fuß und Hand, sondern Stiefel und Handschuh werden zum selbständigen Objekte, dessen Genuß allein die sexuelle Entspannung garantiert: Das Individuum fühlt dann den Drang in sich, jeden derartigen Gegenstand, welcher in seinen Formen der besonderen Neigung entspricht, um jeden Preis zu besitzen, um sich durch dessen Aufstellen, Anschauen, Abdrücken, Abküssen, onanistisches Berühren, oder, um eine Steigerung zu schaffen, durch dessen Zerstören geschlechtlich zu befriedigen.

Die Abstraktion vom Körperlichen kann aber noch weiter gehen: Da für uns das gesprochene Wort einen durch frühere Erfahrung erworbenen Komplex von Vorstellungen so plastisch umfassen kann, daß wir im Worte das Erlebnis zu genießen vermögen, kann auch das Wort als sexueller Fetisch dienen. Dann werden Ausdrücke, bestimmte Redewendungen und charakteristische Sätze ebenso wie Körperteile oder Kleidungsstücke genossen. Erzielt wird der Genuß durch Aussprechen oder Aufschreiben; im letzten Falle wird häufig das Blatt oder der Gegenstand selbst zum Fetisch und dementsprechend verwertet.

Schließlich ist psychologisch noch eine letzte Entwicklungsform möglich, die ich im Gegensatz zum realen als ideellen Fetischismus bezeichnen möchte: Das erotische Fühlen gerät unter die Herrschaft einer Idee, um derentwillen dann die sexuellen Handlungen allein vorgenommen werden, weil in diesen nur das Bewußtsein von deren Verwirklichung die geschlechtliche Befriedigung garantiert. Diese Ideen sind die Abstraktion aus Vorstellungen, welche assoziativ stets zu dem Vorstellungs- und Gefühlskomplex der Besitzergreifung zurückführen. Hierher gehört zunächst die I d e e d e r I n t i m i t ä t. Sie spielt im normalen Geschlechtsverkehr bei der Vorbereitung zur Besitzergreifung eine Rolle, hier dagegen wird sie als Ersatz dafür gedacht und gesucht, übrigens ohne daß der andere Teil davon etwas zu merken braucht. Das Individuum schafft durch seine Handlungen eine Situation, durch welche die Vorstellung einer Intimität zwischen ihm und dem Objekt zum Erlebnis und so zum Mittel der sexuellen Affektlösung wird. Es strebt z. B. danach, dessen nackten Körper oder dessen Geschlechtsteile zu sehen, und zwar eben ohne jede weiterreichende Zweckabsicht, lediglich weil ihm der Gedanke der dadurch verwirklichten Intimität Befriedigung bringt. Viele sind meines Erachtens aus diesem Grunde „voyeurs", ohne daß sie sich selbst darüber klar werden. Oder es sucht das Opfer bei der Verrichtung geheimer Bedürfnisse, besonders beim Urinieren, zu belauschen, und der Genuß des Anblicks ist bezeichnenderweise um so größer, je scheuer das Opfer sich benimmt, je mehr seine Absicht, unbemerkt zu bleiben, erkennbar wird, je verschwiegener der Winkel ist, den es aufsucht, weil dadurch der Wert der Intimität in der Vorstellung des Individuums steigen muß.

Die Idee der Intimität kann endlich auch darin nach Verwirklichung streben, daß das Individuum öffentlich an sich selbst eine unzüchtige Handlung vornimmt, wie z. B. auf belebtem Molo in Genua jener „giovane di quindici che coll' estrar dai calzoni il membro virile e metterlo in un buco movendosi come se usasse una donna, dava grave scandalo"; denn dadurch, daß es andere zwingt, ihm zuzusehen, macht es sich selbst, wenn auch wider deren Willen, zum Gegenstand ihrer intimsten Gedanken, und indem seine Handlung dies bezweckt, erzeugt sie in dem Bewußtsein ihrer Fähigkeit, jene intime Beziehung zwischen seiner Person und dem Denken anderer herzustellen, in ihm die sexuelle Befriedigung. Jugendliche Personen unterliegen instinktiv diesem Gedankengange öfter, als man von vornherein geneigt ist anzunehmen.

Eine andere Idee, welche zum ideellen Fetisch werden kann, ist die der Erniedrigung. Diese Idee entsteht aus einer Überspannung des Bewußtseins, daß der Mann das Weib nimmt und daß es sich ihm unterordnen muß, insofern in der Erniedrigung der höchste Grad von Unterordnung gesucht und gefunden wird. Die psychologisch weiter feststellbare Folge davon ist, daß eine tiefe Verachtung des Weibes sich herausbildet, zur Triebfeder der sexuellen Betätigung wird und sie zugleich charakteristisch gestaltet. Mir ist einmal in der Praxis ein typischer Fall, der hierher gehört, vorgekommen: Ein junger Mensch von etwa 15 Jahren war beschuldigt, zusammen mit einem älteren Burschen an einem Mädchen mit Gewalt unzüchtige Handlungen vorgenommen zu haben. An dem Tatbestande fiel mir auf, daß der Junge den Älteren, einen gutmütigen, schwerfälligen Menschen, dazu überredet hatte, das Mädchen auf dem Boden festzuhalten, während er selbst dabei stand, zusah und es nur ab und zu in der Gegend des Geschlechtsteils angriff. Diese unzüchtige Berührung war für ihn ebenso wenig allein der Träger der Lust, wie die Gewalt oder die Angst des Mädchens, sondern lediglich der sich in der ganzen Szene verkörpernde Gedanke der Erniedrigung versetzte ihn in geschlechtliche Erregung; denn wenn es ihm darauf angekommen wäre, hätte er ganz andere Unzucht mit dem Mädchen treiben und es selbst gewaltsam behandeln und in größere Angst versetzen können. Daran dachte er aber offenbar nicht. Um mich näher über das Vorhandensein dieses von mir gemutmaßten Motivs zu vergewissern, stellte ich weitere Erörterungen über das Geschlechtsleben des Täters an und erfuhr durch einwandfreie Zeugen, daß er — obwohl er es mir gegenüber abgeleugnet hatte — Geschlechtsverkehr pflog, aber kein Verhältnis anknüpfte, wie es sonst unter den jungen Leuten üblich war, sondern daß er ein Mädchen, welches er einmal gebraucht hatte, dann unbeachtet ließ, sich einer anderen zuwandte und Äußerungen tat, wie jetzt müsse er die „unterkriegen", jetzt müsse die „ihre Unschuld verlieren" u. dgl. Ich dachte unwillkürlich an die „patched-up-girls" der Engländer und mir wurde völlig klar, daß für ihn die Triebfeder zur geschlechtlichen Betätigung in dem Gedanken der Defloration, der Entweihung, der Erniedrigung lag, ohne daß daneben eine besondere sadistische Neigung bestanden hätte, die den Genuß des Leidens und der Qual erstrebte.

Aus der Idee der Erniedrigung heraus erklären sich auch alle Akte der realen und ideellen Besudelung (z. B. die Defäkation in den Mund, das Urinieren auf den nackten Körper, wie andererseits auch das dauernde Belegen mit den gemeinsten, beleidigendsten Worten).

Die Grenze dem Sadismus gegenüber liegt da, wo die Freude an der quälenden Wirkung des Tuns deutlich hervortritt und wo zu ihrer Erzielung unwillkürlich eine besonders zweckmäßige Ausgestaltung der Tätigkeit sich bemerkbar macht. Da weiter die Wohlanständigkeit in sexueller Beziehung aus der gegenseitigen Achtung voreinander gefordert wird, erscheint ihre Verletzung im Dienste der Idee der Erniedrigung besonders brauchbar: Dies führt dazu, daß der Täter in Gegenwart von Frauen in ganz auffälliger Weise körperliche Bedürfnisse verrichtet oder unzüchtige Handlungen vornimmt. Hier wird es dann besonders schwierig, das Motiv festzustellen, weil die gleichen Handlungen auch unter der Herrschaft des Einzeleindrucks der Erregung vorgenommen werden können.

Weiter habe ich in diesem Zusammenhange die Idee der Reizauslöschung, wie ich sie nennen möchte, zu erwähnen: Wenn ein Reiz eine starke sexuelle Erregung erzeugt, welcher die befreiende Entspannung aus irgendwelchen Gründen nicht folgen kann, dann entsteht ein intensives Unlustgefühl, das zu seiner Lösung schließlich auf die Vernichtung des Reizes gerichtete Vorstellungen hervorrufen muß. Tritt weiter unter denselben Verhältnissen der gleiche Reiz wieder und wieder auf, so ist am Ende sofort das Streben da, ihn auszulöschen. Seine Vernichtung aber wird zum Symbol der Befriedigung und zur Befriedigung selbst. Damit ist die Grundlage dafür geschaffen, daß die Idee der Reizauslöschung geschlechtlich erregt und ihre Verwirklichung zum Träger der sexuellen Entspannung wird. Diese Vernichtung des Reizes vollzieht sich naturgemäß zunächst in der Aufhebung der die erregende Wirkung bedingenden Eigenschaften des Objekts, das Glänzende wird beschmutzt — z. B. das weiße Kleid des Mädchens mit Tinte begossen — das in Fülle sich Darbietende abgeschnitten — z. B. der starke Zopf — das Elegante, Schöngeformte zerstört — z. B. der Kleiderrock durch Zerschlitzen (Saliromanie).

Liegt ferner im Anblick einer Person für den Täter ein starker sexueller Reiz lediglich deshalb, weil dadurch die Vorstellung eines bestimmten Körperteils, z. B. der Geschlechtsteile, des Busens, der Schenkel sofort entsteht, so daß der Täter in der Person schließlich überhaupt nur den betreffenden Körperteil sieht, dann richtet er die Vernichtungshandlung gegen diesen, um so gewissermaßen den Reiz zu beseitigen, dann sticht oder schneidet er sein Opfer im Vorübergehen an der Stelle des Körpers, welche ihn reizt. Schließlich kann aber der Reiz auch in etwas Unauslöschbarem, z. B. in der Wahrnehmung einer gewissen Bewegung oder Haltung bestehen, und deshalb trifft die Absicht, den Reiz auszulöschen, die Person überhaupt. Mir ist ein interessanter Fall bekannt, wo ein junger Mensch einem andern in schroffster Weise die Freundschaft sofort kündigte (darin äußerte sich die Reizvernichtung), als er sah, wie sich beim Singen dessen Halsmuskulatur in charakteristischer Weise bewegte und dieser Anblick ihn — übrigens unbewußt — erregte.

In den meisten Fällen wird es jedoch zu Tätlichkeiten kommen; sobald das Individuum unter der Herrschaft eines derartigen Reizes steht, zückt es z. B. das Messer und versetzt der betreffenden Person — mag es sich um eine Frau oder einen Mann handeln — ganz gleichgültig wohin Stiche oder Schnitte.

Man muß sich hüten, diesen Typus des gemeingefährlichen Sexualverbrechers mit dem Sadisten und namentlich mit dem Bilderzerstörer zu verwechseln; auch dieser vernichtet zwar den Reiz, aber nicht vorbedacht mit dem lösenden Bewußtsein der Befriedigung, sondern halb unzurechnungsfähig unter der Qual der Gewißheit, daß für ihn niemals die Entspannung eintreten kann, nach welcher er sich infolge der Einwirkung des Reizes sehnt.

Die Idee der Milieuübertragung, auf welche ich schließlich noch kurz eingehen muß, entsteht unter der Herrschaft eines ausgeprägten, höchst persönlichen sexuellen Geschmacks. Der Fetischismus entfernt sich von der Person zur Sache, zum Milieu; die hier zu besprechende Neigung verknüpft die Person mit einer Menge charakteristischer Innerlichkeiten und Äußerlichkeiten und löst sie, von einer anderen Seite aus gesehen, in ihnen, im Milieu, auf: Es reizt z. B. nur eine Dame, welche in eleganter Toilette im Wagen durch die Straßen fährt und Einkäufe besorgt; dabei erregt der spitze Schuh der Dame aber nicht an sich, sondern nur als Bestandteil im Bilde; oder es reizt ein Knabe, der einen glatten, unbehaarten Körper hat, kurze Hosen und überhaupt Schülerkleidung trägt, die Freuden und Leiden der Schulzeit durchmachen muß, schwärmerische Freundschaften schließt und schon verständiger ist; auch hier hat die Vorstellung der kurzen Knabenhose an sich gar keinen Reiz, sie wirkt erregend vielmehr nur, indem sie ein Milieu vervollständigt, dessen Bewußtsein allein den eigentlichen Träger der sexuellen Erregung bildet. Dieses Milieu aber wird genossen nicht nur in der Person seines Trägers, also im sexuellen Verkehr mit der betreffenden Dame oder dem betreffenden Knaben, sondern vor allem weiter in dem Streben, es mit der eigenen Person zu verknüpfen und so völlig in ihm aufzugehen. Der Betreffende verfällt dann z. B. darauf, sich eine kostbare Damentoilette anzuziehen, in der Stadt herumzufahren und vornehme Geschäfte zu besuchen, oder er trachtet mit allen Mitteln danach, sein Äußeres zu verjüngen, seinen Körper zu enthaaren, eine Kleidung zu tragen, welche derjenigen der Knaben besonders nahekommt, und sich im Kreise Jugendlicher zu bewegen. Dabei reizt ihn dann aber immer nur das Milieu bezogen auf die eigene Person.

Man sieht die Abwandlung der sexuellen Triebeinstellung bedeutet einen sich weit verzweigenden Entwicklungsprozeß von großer Mannigfaltigkeit.

Zu der erzwungenen Triebbeherrschung tritt mit steigender Kultur als wichtiger Faktor bei der Lösung des individuellen Lustproblems, welches wesentlich im reibungslosen Neben- und Füreinander des Ichkomplexes und des Komplexes der Außenwelt wurzelt, die freiwillige, deren psychische Wirkungen letzten Endes dieselben sind, d. h. auch sie schafft auf dem beschriebenen Wege der Umsetzung und Entelementarisierung des Spannungsgefühls Material zu weiterer seelischer Entwicklung. Diese bringt es dann mit sich, daß die unmittelbare Kuppelung sensitiver und motorischer Bahnen, wie sie sonst auf Grund der Spannungsgefühle eintreten will, fortschreitend dadurch gehemmt wird, daß besondere seelische Arbeit durch die Existenz des Spannungsgefühls ausgelöst worden ist, und kann schließlich in einer mehr oder weniger bewußt erlebten oder unbewußten Abkehr von triebgemäßer Abreaktion gipfeln. Sie muß, soweit sie unbewußt bleibt, auf Grund der chronischen Libidostauung mit einer ungeheuren Hypertrophie des Ichbewußtseins einhergehen, der zufolge sich das Ich als Ich zum ausschließlichen Gestalter des individuellen Lebens setzt: Nur was das Ich fühlt, denkt, wünscht und will ist in der Welt und wird zumindest mit seelischen Mitteln Wirklichkeit, die man laienhaft als Einbildung und vom richterlichen Standpunkt oft als Lug und Trug zu bezeichnen pflegt; das eigene Körperliche als Teil der Außenwelt ist seiner Omnipotenz in staunenswerter Weise untertan: seine Kraft vermag die Schwingungen des Eigenlebens fast automatisch ins Körperliche zu übersetzen. Man nennt das dann mit einem Worte wohl „hysterisch" und denkt nicht daran, daß das Individuum nur das Lustproblem auf seine Weise lösen muß: Ist nämlich die Libido erst einmal in der geschilderten Form in das Ich eingebrochen, dann wird eben die Bahn dafür frei, daß sie zwangsläufig vom Ich überhaupt aufgesogen wird, wodurch zugleich jeder Widerspruch zum Komplex der Außenwelt und damit Konflikt und Unlust wegfällt. Der „hysterische Anfall" ist dabei nur eine augenfällige Etappe der Entwicklung: Das Individuum besitzt noch nicht die Fähigkeit, die Libido restlos in jene seelische Arbeit umzusetzen, durch welche die Omnipotenz des Ichs gestaltet und gefestigt wird, es entgleist gewissermaßen, wenn auch bezeichnenderweise bei abgeblendetem Bewußtsein, ins Körperliche. Projiziert es sich, vom Lusthunger getrieben, aber erst einmal so vollkommen in die Außenwelt, daß schlechterdings gar nichts anderes mehr ins Bewußtsein gelangt, als was das Ich erfüllt, dann tritt mit der dadurch veranlaßten Ausschaltung unmittelbarer Beeindruckbarkeit eine Unterbrechung in der Kontinuität des auf sie gestellten Ichbewußtseins ein, die sich wiederholt, sobald mit dem Abschwellen der Erlebnislust die Eindrücke von selbst wieder unmittelbar zu wirken beginnen. Das Individuum prästiert dann meist den Typ der „hysterischen Verrücktheit". Weniger undurchsichtig ist die Maske der bewußt erlebten Abkehr von triebgemäßem Abreagieren; sie wird wesentich charakterisiert durch die Angst vor dem Triebe als Folge der Überkompensation des Gedankens der bewußten Triebverleugnung. Diese Überkompensation ist das Resultat einer Verdrängungsarbeit, welche einsetzt sobald die Vorstellung der Triebbefriedigung derart in Widerspruch zum Ichkomplex empfunden wird, daß die mit der Assoziation dieses Widerspruches verbundene Unlust die Spannungsunlust übersteigt. Möglich wird dies, wenn das Spannungsgefühl durch Umsetzung in andere psychische Qualitäten bis zu einem gewissen Grade entelementarisiert und das Ichbewußtsein durch weitgehende Drosselung der Triebbefriedigung besonders empfindlich geworden ist; begünstigt wird diese Entwicklung schon in ihren Anfängen, schon wenn mit der Assoziation des Widerspruchs überhaupt Unlust verbunden ist, durch jene spezifisch neurotische Einstellung, welche zur bedingungslosen Flucht vor jeder Unlust durch Einschaltung des Vorstellungsmechanismus zwingt. Ist die Entwicklung abgeschlossen, dann spielen sich folgende seelische Vorgänge ab: Die reale Vorstellung der Triebbefolgung ist derart unlustbetont, daß die Übermächtigkeit des Gefühls eine fortwährende Beschäftigung mit dem konkreten Vorstellungskreis und nach und nach seine besondere Ausgestaltung im Sinne atavistischer Reproduktion bewirkt; dazu kommt, daß die Kritik, welche zur Abwehr und Auslöschung der Unlust automatisch wach wird, dadurch daß sie sich mit den die Unlust auslösenden Vorstellungen unablässig befaßt, zugleich wieder neue Möglichkeiten für die assoziative Wachhaltung der Unlust schafft; so wird es dann möglich, daß in derartigen Individuen die geschlechtliche Beziehung z. B. die Assoziation der Exkremente, die der gesellschaftlichen Beziehung z. B. die Assoziation des Mordens oder der Leichenschändung hervorruft. Durch diese Ausdehnung der Vorstellungsbasis, die neue Assoziationsmöglichkeiten für das Unlustgefühl schafft, und dadurch, daß der Inhalt im schroffsten Widerspruch zum Ichkomplex und zum Komplex der Außenwelt tritt, verstärkt sich die Unlust mehr und mehr und setzt, weil ihre Dynamik eine Verbiegung der Kritik bewirkt, immer von neuem wieder eine Assoziationsreihe in Lauf, deren Inhalt sich zu der Vorstellung steigert, nachgeben zu müssen, nachgeben zu wollen, nachgegeben zu haben. Es kann dahin kommen, daß sich derartige Individuen schließlich nicht mehr an Schmutzhaufen oder an hilflosen Kindern vorbeigetrauen. So führt die Überspannung der Zähmung tatsächlich zum inneren Erleben der Verwilderung: „Erst wenn wir ganz reif sind, können wir noch einmal ganz wild werden“ (Peter Hille).

Mit analoger Wirkung kann auch aus dem Gefühl inbrünstiger Gottesverehrung durch die Ausdehnung der mit ihm verbundenen Vorstellungsbasis auf die Vorstellung der Lästerung und durch die Angst vor der Lästerung schließlich die aus dem Gegensatz zu dem aus rein seelischem Antrieb — „fecisti nos ad Te“ — gewordenen Gottkomplex besonders unlustbetonte Vorstellung zu lästern und so allmählich ein gewisser Zwang zur Blasphemie entstehen. Aus der Wirksamkeit des geschilderten Mechanismus, in welcher an sich unsere Menschwerdung triumphiert, ergeben sich drei durch die innere Erfahrung belegte weitere psychische Möglichkeiten: Der Vorgang wird nicht rein assoziativ erlebt wie er sich zunächst tatsächlich abspielt, sondern an dem zum Komplex in Widerspruch stehenden Inhalt der Vorstellungen knüpft sich sofort ein Werturteil, da ja der Komplex Richtung und Maßstab für das seelische Leben bedeutet; diese automatische Beurteilung verführt aus der Assoziation des Analogen zu der Annahme, die Vorstellung sei eine Strebungsvorstellung als Grundlage einer Willenshandlung, deshalb zu Schuldgefühlen (Gedankensünde!) und schließlich zur Selbstbezichtigung, oder die Unlustgefühle, welche durch die Wirksamkeit des Mechanismus rein assoziativ, kritisch-assoziativ und aus dem Widerspruch des Vorstellungsinhalts zum Komplex ausgelöst werden, erzeugen dadurch, daß sie sich aus dem Zusammenhang des Gegensatzes auch an jede Lust knüpfen und sie blitzschnell ablösen, schließlich eine derartige Spannung, daß es reflexartig zu den mannigfachsten gewaltsamen Entladungen (Sachbeschädigung, Körperverletzung, Mord, Brandstiftung) kommen kann, oder endlich die Kritik unterliegt der Macht des Gefühls, und dies führt aus dem Inhalt der das Unlustgefühl begleitenden Vorstellungen zu Willenshandlungen, die entweder noch eine Abwehr der Unlust bezwecken (das Individuum untersucht Exkremente, um den Gedanken daran zu annullieren!), oder ein Nachgeben bedeuten, endlich erzwungen durch die suggestive Kraft der ständig abklingenden Vorstellungen und den Drang, die unerträgliche Spannung des Gefühls überhaupt zu lösen durch irgendeine Tat, so litt der bekannte Dichter der „Fleurs du Mal“, Baudelaire, derart um seinen Gott, daß er vom Zwang zur Blasphemie überwältigt wurde:

„Je suis de mon coeur le vampire,
Un de ces grands abandonnés
Au rire éternel condamnés,
Et qui ne peuvent plus sourire.“

Kommt mit der Auflösung des Aktes als sexuelles Erlebnis der Einzeleindruck der Erregung zur Herrschaft, dann sind, wie die innere Erfahrung lehrt, im Zusammenhang damit Erscheinungen möglich, die letzten Endes die homosexuelle Einstellung des Triebes bedeuten: Wer unter die Herrschaft des Einzeleindrucks der Erregung gerät, findet, das halte ich für wesentlich zunächst einzusehen, Gefallen an der Steigerung der eigenen Erregung, weil er instinktiv fühlt, daß sich an ihr die Erregung des Gegners entzündet und mit ihr wächst; er wird also stets auf Mittel sinnen, seine sexuelle Erregung lediglich um der Steigerung willen zu erhöhen. Ein sehr brauchbares und, wie ich aus zahlreichen Fällen meiner Praxis weiß, beliebtes Mittel dazu bildet die Einfühlung in fremde sexuelle Erregung: Mir ist der Fall zweier Studenten erinnerlich, die sich zusammentaten, je ein Mädchen nahmen und dann nackt in einem Zimmer gleichzeitig koitierten, weil jeden das Anschauen der Beischlafsbewegungen des anderen besonders stark erregte; ich weiß ferner von einigen Fällen, wo mehrere junge Burschen das Mädchen immer in Gegenwart der anderen brauchten: einer stellte sich hin, an den es angelehnt wurde, dann brauchte es ein anderer, während die übrigen zusahen; schließlich konnte ich in einem Falle sogar feststellen, daß in einem Dorfe von den Burschen und Mädchen in jeder Woche zwei besondere „Strichtage“, wie sie das nannten, eingerichtet worden waren, an denen sich alles, was geschlechtsreif war, wie auf Befehl begattete, und zwar zum Teil ebenfalls in einem Raume (man konnte unwillkürlich an die Kettenpaarungen der Gasteropoden erinnert werden). Das Charakteristischste aber war, daß man mir ohne weiteres zugab, die Einrichtung sei getroffen worden, weil es dann allen besser gefalle. Die sexuelle Erregung steckt eben nicht nur einfach an, sondern ihre Intensität vervielfältigt sich mit dem Bewußtsein fremder Erregungen, weil sie durch Einfühlung mitgenossen werden. Diese Tatsache konnte ich auch einmal deutlich an einem libidinösen, gebildeten jungen Manne feststellen, der ganz unwillkürlich auf den Gedanken kam, seine Bekannten einzuladen, sie zu bewirten, sich dann, wenn die Stimmung animiert wurde, mit einem Mädchen in das anstoßende Schlafzimmer zurückzuziehen und es dort geschlechtlich zu gebrauchen, angereizt durch das Bewußtsein der vermuteten sexuellen Erregung der andern.

Alle diese Fälle zeigen deutlich, wie der Genuß der Besitzergreifung durch die Einfühlung in fremde Erregung und durch die dadurch bedingte Steigerung der eigenen Erregung erhöht werden kann; sie haben mit mixoskopischen Gelüsten zwar noch nichts zu tun, bilden aber wie gesagt den Ausgangspunkt für einen psychischen Entwicklungsprozeß, welcher zum selbständigen Genuß der sexuellen Erregung anderer und damit schließlich zur eigentlichen Mixoskopie führt. Denn wenn erst einmal das Bewußtsein fremder sexueller Erregung, insbesondere auch der des Gegners, als die notwendige Voraussetzung für eine Steigerung der eigenen Erregung und damit als brauchbares Mittel zur Herbeiführung der Entspannung erkannt worden ist, dann wird eben psychologisch möglich, daß der Akt schließlich überhaupt nur noch durch die Betonung dieses Einzeleindrucks Lust verheißt und daß damit die Besitzergreifung als Entspannungsträger solange entwertet wird, bis sie lediglich Mittel zum Zweck geworden ist. Dieses Stadium einer psychischen Entwicklung konnte ich einmal gut an einem 13jährigen Jungen feststellen, der von sich aus spontan darauf verfallen war, ein kleines Mädchen in sein Zimmer zu locken, es angekleidet auf einen Stuhl zu legen, davor einen großen Spiegel zu stellen, sich selbst dann völlig nackt über das Kind zu wälzen und die eigenen Beischlafsbewegungen im Spiegel zu beobachten. Der Junge, der noch ziemlich infantil war, wußte natürlich über seine instinktiven Regungen nicht Bescheid, ich wußte aber nach seiner Vernehmung sicher, daß es ihm weder auf das Kennenlernen des weiblichen Körpers (wie sonst vielen jugendlichen Unzüchtern), noch auf die Erzielung eines Lustgefühls durch irgendwelche Friktion, sondern lediglich auf die Befriedigung einer Lust am Schauen der eigenen Erregung ankam, um welcher Lust willen er mit der Phantasie: er schaue einem andern zu, jene Unzucht mit dem Kinde trieb.

Geht die Entwicklung weiter, dann verliert die Besitzergreifung schließlich jeden Wert als Bahn für die Detumeszenz zugunsten der übermäßigen Betonung jenes Einzeleindrucks der Erregung, der dann das Sexualleben des Individuums ausfüllt und beherrscht: dann ist es soweit, daß die Wahrnehmung der fremden Erregung das adäquate und vollwertige Mittel der Entspannung für das Individuum darstellt, dann geht sein Sexualleben in der Mixoskopie (und möglicherweise in anderen zweckdienlichen Akten) auf und erfährt höchstens eine intensivere Ausgestaltung durch die Kultivierung der durch das Riskante der Beobachtersituation oder der Angst vor Entdeckung bedingten Nervenreize.

Wenn man aber von mir den Beweis dafür verlangen sollte, daß es tatsächlich Menschen gibt, deren Sexualleben lediglich und vollwertig unter der Herrschaft des Einzeleindrucks der Erregung steht und die deshalb und nur deshalb Mixoskopen sind, dann muß ich wieder auf den in meiner Arbeit: Nochmals der Ursprung der Homosexualität kurz beschriebenen Fall eines 18jährigen junges Mannes hinweisen, den mir auf einer meiner Forschungsfahrten ein glücklicher Zufall so zuführte, daß ich ihn genau studieren konnte: Ihn erregte im Grunde überhaupt nur der Gedanke, ein Mann vollzieht mit einem Weibe den Beischlaf; warum ihn aber dieser Gedanke erregte, wußte er offenbar selbst nicht; nach dem Weibe hatte er nicht das geringste triebmäßige Verlangen; im allgemeinen onanierte er mit der Vorstellung, ein Mann gebraucht ein Weib; schließlich war es uns klar geworden, daß ihn dabei die Erregung des Mannes, wie sie sich dem Weibe zuwandte, reizte, und auf diese Vorstellung ging sein sexuelles Verlangen so vollständig auf, daß er es gern haben konnte, wenn sich ein sexuell erregter Mann auf ihn legte, weil ihm dann, wie er mir gestand, seine Phantasie besonders plastisch vortäuschte, daß ein Mann mit einem Weibe den Beischlaf vollziehe. Diesen Mann stattete er mit den Eigenschaften der Jugend und der Kraft aus, das Weib, das er sich hinzudachte, war besonders elegant (offenbar aus dem Zusammenhang heraus, daß die Eleganz die Erregung des Mannes steigere). Charakteristisch war dabei, daß er selbst ein Weib zur Not noch gebrauchen konnte, wenn es ganz besonders elegant aussah, gebildet und rassig war; alle diese Eigenschaften wurden für ihn nämlich in ihrer Fähigkeit, die Begierde des Mannes überhaupt zu erregen, zum Symbol der sexuellen Erregung des Mannes schlechthin; es reizte ihn also das Weib nur durch das Bewußtsein, ein anderer Mann werde dadurch erregt, oder mit anderen Worten, ein sexuell erregter Mann wende sich diesem Weibe zu. Insofern kam der Betreffende in seinem Empfinden schon dem Typus nahe, der sich zur Erlangung einer Potenz gegenüber dem Weibe vorstellt, es sei soeben von einem geschlechtlich erregten Manne gebraucht worden, oder der gar erst diese Vorstellung in Wirklichkeit erleben und womöglich das Produkt der Erregung, das Ejakulat, belecken muß, wie der Mann in dem von mir studierten Hamburger Falle (vgl. meine Arbeit: Noch einmal der Ursprung der Homosexualität).

Schließlich aber, das war offensichtlich, hatte sich bei dem Jungen schon eine selbständige sexuelle Neigung für junge, muskulöse Männer entwickelt, der Anblick ihrer Nacktheit verursachte ihm ohne weiteres Erektion. Als voll-homosexuell konnte man ihn jedoch nicht bezeichnen, er gehörte vielmehr zu der in homosexuellen Kreisen bekannten, anscheinend nicht kleinen Gruppe derer, „die nicht recht wissen, was sie wollen". Diese Leute sind sich nicht nur selbst ein Rätsel, sondern sie wissen auch in der Tat nicht, sollen sie mit dem Weibe verkehren oder mit dem Manne; im Grunde ist keines das Rechte; wenn sie über sich klar werden könnten, würden sie einsehen, daß sie die Erregung des Mannes reizt, wie sie sich dem Weibe zuwendet, daß sie das Weib als Ziel dieser Erregung sexuell noch anzieht, mehr aber doch der Träger dieser Erregung der Mann und an ihm vor allem aus naheliegenden Gründen — das Äußere, insbesondere die Geschlechtsorgane. Denn ist der psychische Prozeß erst einmal soweit fortgeschritten, daß das Individuum in der Mixoskopie Befriedigung findet, dann drängt sich ihm nach und nach immer wirksamer die Vorstellung von der Erregung des Mannes als entspannendes Moment auf, weil sich tatsächlich in dessen Betätigung am sichtbarsten die sexuelle Erregung verkörpert, weil sich an ihr die Erregung des Weibes erst entzündet und sie die aufreizende Wirkung des Aktes für den Beobachter schafft. Infolgedessen findet das Individuum schließlich in der Vorstellung des sexuell erregten Mannes in seiner Beziehung zum Weibe den geschlechtlichen Reiz und die Befriedigung, indem es diesen Reiz durch Onanie löst. Da aber die Intensität der Erregung und damit des Reizes durch die Vorstellung der Unberührtheit, der Kraft, der Jugend des Mannes gesteigert werden kann, schmückt das Individuum seine Phantasiegestalten mit diesen Eigenschaften. Dadurch tritt dann die Persönlichkeit des Mannes als Träger der Entspannung bereits deutlich in den Vordergrund, und das Individuum gewöhnt sich allmählich daran, während seiner onanistischen Ausschweifungen in der Phantasie bei ihr besonders zu verweilen.

Das Weib hat nur noch Interesse, insofern sich die Erregung des Mannes ihm zuwendet; sehr charakteristisch ist, daß in diesem Entwicklungsstadium der Beischlaf mit Genuß nur noch ausgeführt werden kann, wenn sich das Individuum vorstellt, daß die Frau soeben von einem sexuell erregten Manne gebraucht worden ist, den es sich dabei deutlich ausmalt, und daß es infolgedessen den Drang fühlt, am Anblick des erregten Körpers des anderen Mannes die eigene Erregung zu entzünden. Schreitet der Entwicklungsprozeß fort, dann bildet sich aus dem im Sexuellen wurzelnden Wunsch zu besitzen, das Streben, die Idee der Erregung in der erregten Gruppe zu genießen und den Geschlechtstrieb an ihr und damit, da der Mann von vornherein als Träger der Erregung im Vordergrund steht, durch seine Reizung zur Ejakulation ebenso deutlich als unkompliziert an ihm zu befriedigen. Hiermit bereits keimt der Wunsch nach dem sexuellen Besitze des Mannes auf, nur ist er noch nicht Selbstzweck geworden. Daneben fühlt sich das Individuum zugleich durch die besonderen Eigenschaften der Jugend, der Kraft, der Unschuld, der Frische des Mannes stark angezogen. Dies führt allmählich von selbst dazu, daß ihm die Vorstellung des bestimmten geschlechtlich erregten Mannes zum sexuellen Reiz wird und daß es die Befriedigung in dem Besitze dieses Mannes erstrebt, sowie daß die sexuell stark reizende Idee der Erregung sofort den Wunsch erzeugt, sie durch den Besitz des bestimmten männlichen Körpers zu lösen (ich erinnere hier an das früher erwähnte Beispiel des Oberkellners, der zusah, wie andere den Beischlaf vollzogen, und der dabei einen jungen Burschen manustuprierte). Schließlich werden die besonderen körperlichen und geistigen Eigenschaften des Mannes für das Individuum gewissermaßen zum Symbol ihrer das Weib erregenden Fähigkeit und lösen, ohne daß es sich des Grundes mehr voll und schließlich überhaupt noch bewußt wird, ohne weiteres das Verlangen nach sexuellem Besitz aus. Da aber dann das Interesse am Körper und überhaupt an der Person des Mannes zum Mittel für die Entspannung wird, tritt schließlich die Idee der Erregung ganz zurück, und der sexuelle Reiz wird im Gedanken der Besitzergreifung bezeichnenderweise zunächst gerade des heterosexuellen Mannes ausgestaltet.

Diese Tatsachen sind grundlegend für die folgende Darstellung, welche sie im Lichte des bisher beschriebenen Mechanismus vom Entwicklungsstandpunkt aus betrachtet und findet, daß sich die Homosexualisierung in drei Stufen vollzieht. Diese Dreiteilung ergibt sich aus dem Wesen jenes Mechanismus als natürliches Entwicklungsprinzip und sagt gar nichts über die Etappen der Entwicklung selbst, also insbesondere nicht, daß sie irgendwie scharf voneinander getrennt nacheinander durchlaufen werden müßten; wir haben es mit psychischen Möglichkeiten zu tun, über deren letzte Ursachen oder auch nur Gesetzmäßigkeiten wir nichts wissen, wir vermögen besten Falles immer nur intuitiv psychische Äußerungen und Zusammenhänge, sowie den Mechanismus ihrer Bewußtwerdung zu erkennen. Da sich aber aus der Erkenntnis jenes Mechanismus das Obwalten einer Entwicklung (Differenzierung, Abstraktion, Komplexbildung) hier von selbst ergibt und da wir erfahren, wie zwischen dem Wirksamwerden dieses Mechanismus und der Triebbeschränkung und Triebwandlung Zusammenhänge bestehen, so dürfen wir wohl davon überzeugt sein, daß es sich bei der Homosexualisierung um langwierige Entwicklungsprozesse handelt, daß zahllose Entwicklungsphasen vorkommen und daß sich jener psychische Prozeß seit unserer Menschwerdung unablässig in der Menschenseele abspielt. An der einzelnen Seele können wir dann nur die markanten Erscheinungsformen feststellen, wie sie als Erbgut seelischer Entwicklung überhaupt zu entstehen vermögen; dabei drängt sich uns als Eigentümlichkeit jeglicher seelischer Entwicklung die nach der inneren Erfahrung feststehende Tatsache auf, daß frühere Entwicklungsphasen fast niemals ganz verschwinden; nicht weit gediehene seelische Fortbildungen lassen sich deshalb besonders schwer erkennen und als Glieder in den Zusammenhang des Prozesses überhaupt nur ex post nach der Feststellung weiterer richtunggebender Glieder einordnen. Dabei darf aber, wie immer wieder betont werden muß, kein Resultat mit Hilfe einer Schlußfolgerung gewonnen werden, allein entscheidend ist vielmehr die Tatsächlichkeit der nach der inneren Erfahrung feststehenden psychischen Äußerungen und ihr sich assoziativ ergebender Zusammenhang. Auch jener nach der inneren Erfahrung feststehende Zusammenhang psychischer Tatsachen, der vom Einzeleindruck der Erregung über die Mixoskopie zur virilen wie femininen homosexuellen Einstellung führt, kann sich nur mit Hilfe der drei Erscheinungsformen seelischen Wirkens, der Differenzierung, der Abstraktion und der Komplexbildung, entwickelt haben. Das Spannungsgefühl sexueller Erregung verbindet sich, um es nochmals kurz zu wiederholen, ursprünglich mit der Vorstellung der Entspannung im Geschlechtsakte, hat dieser aber aufgehört, jenes einheitliche Erlebnis zu sein und ist irgendein Einzeleindruck so in den Vordergrund getreten, daß seine Kultivierung und Ausgestaltung die Entspannung an sich reißt, dann bildet der Inhalt dieser Vorstellungen allmählich das Material für die auf Entspannung gerichtete Assoziation; handelt es sich um den Einzeleindruck der Erregung, der herrscht, dann wird es zunächst möglich, daß die nach der Gefühls- und Vorstellungsseite differenziert erlebte eigene Erregung Träger der Spannung und Entspannung zugleich ist. Die Erregtheit bleibt ohne weitergehende Assoziation einziger Inhalt der vom Spannungsgefühl ausgelösten Vorstellung, und das Ziel der Entspannung besteht lediglich in der Lösung des Spannungszustandes, nicht aber im Genuß eines charakteristischen Weges dieser Lösung. Dem Individuum ist es ganz gleich, ob die Entspannung durch Onanie oder unzüchtige Handlungen mit Männern, Weibern oder Tieren erfolgt; es genießt lediglich das Verzücktsein in die Erregung durch die Verzückungen der Erregtheit.

In diesem Zusammenhange fallen mir die Mitteilungen eines etwa 17jährigen jungen Menschen ein, den ich zufällig kennen lernte; er erzählte mir, daß er plötzlich von übermächtiger Erregung gepackt werde und in Verzückung sich nur diesen Zustand vorstellend, onaniere; so sei es ihm auch bei seinem ersten Eintreffen in Berlin gegangen, er habe sich damals eilig in einen Abort des Bahnhofs eingeschlossen, dort in maßloser Erregung verweilt und ohne weitergehende Vorstellung onaniert. Deutlich ist mir dieser Zustand auch noch ein anderes Mal von einem jungen Manne beschrieben worden, der mir wegen Unzucht mit einem 13jährigen Mädchen und einem 14jährigen Jungen von der Gendarmerie zur Verhaftung vorgeführt wurde. Er war nach seinen Mitteilungen ununterbrochen in großer sexueller Erregung gewesen, die ihm, wie er sich ausdrückte, vollkommen den Verstand raubte, ohne ein bestimmtes Ziel der Entspannung zu verfolgen. Das Mädchen sei ihm entgegengekommen und habe sich hingelegt, sein Geschlechtsteil sei aber nicht steif gewesen, so habe er ihn nicht richtig einführen können; am Abend desselben Tages habe er sich dann im Bett an einen Jungen gedrückt, mit dem er zusammenwohnte, und einen Augenblick versucht, sein steifes Glied zwischen dessen Beinen hin und her zu bewegen. Der junge Mann versicherte wiederholt, ihn reize weder das Mädchen noch der Knabe, nur die Erregung habe ihn unablässig erfüllt und ihm den Verstand geraubt, es sei ein unbeschreiblicher Zustand gewesen. Auf Onanie war er nicht verfallen, das Mädchen war da und der Knabe; beide waren für ihn ohne Reiz und deshalb gleich geeignet zur Herbeiführung einer Entspannung, die wie eine Reflexhandlung fast unbewußt vor sich ging. Verwandt mit diesen Fällen sind diejenigen, in denen die Übermächtigkeit der Erregung das Individuum bewußt auf einen Weg der Entspannung drängt, der seinem Geschmack nicht oder nicht voll entspricht; auch hier, und ich glaube, daß diese Fälle nicht selten sind, besteht der eigentliche Geschlechtsgenuß in dem Zustande des Erregtseins und in einem sich aus der Spannung Hinausdrängenlassen. Wer aber überhaupt keinen charakteristischen Weg der Entspannung kennt, also bei gleichem Genuß onaniert, mit Männern, Kindern, Weibern oder Tieren verkehrt, dessen Triebeinstellung geht sicherlich auf den Einzeleindruck der Erregung insoweit auf, als die eigene Erregung Inhalt der das Spannungsgefühl auslösenden Vorstellung ist und in der Entspannung genossen wird. Ein glücklicher Zufall hat mir einmal in meiner Praxis den Fall eines Mannes vorgeführt, der geradezu als ausgesuchtes Musterbeispiel dafür bezeichnet werden kann: Der etwa 24jährige, dem Arbeiterstande angehörende Mann saß in Untersuchungshaft, weil er die 10jährige Tochter seines Bruders, bei dem er wohnte, wiederholt geschlechtlich gebraucht und obendrein mit Syphilis angesteckt hatte. Dieser Mensch schickte eines Tages dem Gericht spontan aus dem Gefängnis heraus eine Art schriftliche Beichte, aus welcher hier folgendes interessiert: Mit 10 Jahren (geboren 1899) habe er seinen Bruder in Gegenwart eines anderen Jungen manustupriert, er habe den Samenerguß mit Wollust beobachtet und dann selbst onaniert, im letzten Schuljahr habe er Geschlechtsverkehr mit einer Magd gehabt. Nach der Entlassung aus der Schule sei er nach Leipzig in die Lehre gekommen, dort habe er bald „eine willige Frauensperson gefunden, welche für einige Brötchen alle Tage zur Verfügung stand“. Anfang 1915 sei er als Knecht wieder aufs Land gezogen, hier habe er starke Selbstbefriedigung und Unzucht mit Kühen getrieben; er schreibt: „Ich habe, so traurig und unwahr es klingt, seitdem ich von Leipzig 1914 weg bin bis 1919 oder 1920 kein Weib angeguckt, sondern immer auf unnatürliche Weise Befriedigung gesucht und gefunden.“ 1920 habe er sich zur Arbeit nach dem Kohlengebiet begeben; in der Stadt, wo er wohnte, habe er jeden Freitag an tollen Orgien mit Frauenzimmern teilgenommen, im Januar 1922 habe er dann ein Verhältnis mit einem jungen Mädchen angeknüpft, das ihn im März 1922 mit Syphilis angesteckt habe; etwa damals habe sein Geschlechtsverkehr mit der 1912 geborenen Tochter seines Bruders begonnen und sei bis in den Herbst 1922 hinein mit Unterbrechungen fortgesetzt worden. Danach steht also fest, daß er in seinen jungen Jahren solitäre und mutuelle Onanie getrieben, mit erwachsenen Weibern, jungen Mädchen, Kindern und Tieren geschlechtlich verkehrt hat. Wenn man derartige Möglichkeiten wirklich werden sieht, dann wird einem das Verständnis dafür nicht mehr schwer, wie „ganz normale Ehemänner“, die ein „glückliches Familienleben“ führen, seit Jahren ihrer Frau „mit Genuß beiwohnen“ und „von Homosexualität nichts wissen“, plötzlich das Opfer eines homosexuellen Abenteuers werden, das äußerlich zwar vielleicht nach der abgedroschenen Melodie begonnen hat:

> „Und er wallet schwer von Weinen
> Durch die rue de Tauentzien,
> Wo mit prallbehosten Beinen
> Die Lustknaben ihn umziehn,“

innerlich aber doch immerhin durch das Einsetzen einer dem Betreffenden selbst unbegreiflichen Erregung bei dem momentanen Hinüberwechseln in ein anderes Land begründet ist. Ob in einem derartigen Falle begrifflich schon von Homosexualität gesprochen werden darf, darüber zu rechten, hat nach meiner Ansicht keinen Zweck; mir genügt die Feststellung, daß eine sexuelle Spannung sich in einer gleichgeschlechtlichen Handlung lösen konnte. Das Wort „einmal ist keinmal“ gilt für das psychische Leben prinzipiell nicht, jedes Erlebnis läßt seine seelische Spur zurück, ist es aber zudem irgendwie triebgebunden, dann wird sie um so tiefer und nachhaltiger wirken; denn Spannungsgefühle und die sie ablösenden Lustgefühle beschleunigen den Assoziationsablauf ganz besonders und bewirken so, daß die reproduzierten Vorstellungen sich gefühlsmäßig immer mehr festigen und assoziativ immer mehr verbreitern. So kommt es von selbst zu der Erfahrung, daß die eigene Erregung durch die Wahrnehmung fremder Erregung befruchtet und gesteigert wird. Diese Erfahrung drückt sich in zahlreichen Assoziationsreihen aus, wird sie aber irgendwie verwirklicht, z. B. dadurch, daß das Individuum mit anderen Männern zusammen das Mädchen braucht, dann wächst die Reproduktionsfähigkeit der ausgelösten Vorstellungen wieder und zugleich das Material für die Bildung weiterer Assoziationen aus der durch den Genuß des Einzeleindrucks der Erregung gekennzeichneten Gefühlsgebundenheit. Mixoskopische Vorstellungen sind dann unausbleiblich, bilden sie aber erst den Träger vollkommener Entspannung, dann wirkt das Gesetz, wonach sich das Lustgefühl in immer weitere Assoziationsreihen umsetzen muß, von hier aus unablässig fort: es wird die Erregung des Mannes, wie sie sich dem Weibe zuwendet, differenziert als gefühlsbetonter Vorstellungsinhalt erlebt; von hier aus laufen die Fäden weiterer Assoziationsreihen von selbst zu der Vorstellung des erregten Mannes, und diese Vorstellung wird dann unzählige Male immer im gleichen Zusammenhang reproduziert, zunächst mit Durchlaufung der übrigen differenziert erlebten Etappen, von denen jede einzelne wieder selbst unzählige Male reproduziert worden ist; schließlich bewirkt aber die Tatsache des Ablaufs sämtlicher Assoziationsreihen, daß die Endvorstellung der letzten Reihe sich endgültig mit dem Gefühl der Entspannung verknüpfen muß. Damit ist dann die Abstraktion der Erregung als Faktor, der das Trieberlebnis mitbestimmt, fertig.

Die Vorstellung des erregten Mannes, also insbesondere der männlichen Genitalien, vermag nun Träger der sexuellen Entspannung zu sein. Diese psychische Möglichkeit ist natürlich noch lange nicht gleichbedeutend mit irgendwelcher Verwirklichung, dazu gehört vielmehr erst noch eine gewisse Klarheit und Aufdringlichkeit des Gefühls, sowie die entgegenkommende Gelegenheit. Da sich aber nur selten Menschen über derartige Gefühle von vornherein klar sind, wird in vielen mehr, als wir wahrnehmen, diese Möglichkeit noch latent wirken und sich, auch nachdem eine gewisse Festigung jener seelischen Entwicklung eingesetzt hat, lediglich negativ in der Abnahme des Reizes äußern, den Weib und Akt auf das Individuum ausüben. Mit der Verwirklichung aber wird die erste Voraussetzung dafür geschaffen, daß eine feste Bahn der Entspannung auch nach der homosexuellen Richtung entsteht. Hat sie sich schließlich herausgebildet, dann läuft sie naturgemäß nur neben der anderen her, auf welcher die Entspannung beim Weibe gefunden wird; denn von einer Ablösung dieser kann in dem Entwicklungsstadium keine Rede sein. Das Charakteristische dieses Nebeneinander wird ebenso wesentlich bestimmt durch die Festigung der Abstraktion der Erregung, die gefühlsmäßige Klarheit darüber und ihre mehr oder weniger hemmungslose Verwirklichung wie durch alle die zahlreichen Möglichkeiten, deren psychische Wirkung eine Hemmung oder den Stillstand der Entwicklung bedeuten, in jedem Falle aber dadurch gekennzeichnet, daß der heterosexuellen Entspannungsmöglichkeit irgendwie Abbruch geschieht, auf dem Wege eben, daß durch die Erweiterung des Vorstellungskreises, mit welchem die Entspannungslust verkuppelt ist, der Eintritt dieser Lust vom Abklingen erst der sich fortspinnenden Assoziationen abhängig wird dergestalt, daß zwar die voraufgehenden Vorstellungen die Lust zunächst noch mit bedingen, irgendeine der folgenden aber sie schließlich auslöst und daß diese deswegen eine besondere Bedeutung für die Fortentwicklung auf der Bahn immer weiterreichender Konkretisierung der Abstraktion der Erregung insofern erlangt, als sie den neuen lustbetonten Ausgangspunkt für weitere Assoziationen zu bilden vermag. Das sexuelle Fühlen der doppelt Empfindenden steht nach dem Charakter dieser Entwicklung stets mehr oder weniger im Zeichen der Beeinträchtigung. Die Annahme, daß sie voll heterosexuell und voll homosexuell fühlen könnten, ist nach der Natur jener Entwicklung eben ausgeschlossen, da ja die Möglichkeit homosexueller Entspannung gerade von dem teilweisen psychischen Abbau der heterosexuellen abhängt. Die Typen müssen, wie wohl nun ohne weiteres begreiflich ist, durch die mannigfachste Nuancierung ausgezeichnet sein; über alle Nuancen hinweg lassen sich aber vier große Kategorien unterscheiden, in welche sich sämtliche durch die innere Erfahrung belegten Erscheinungsformen einordnen:

1. Die heterosexuelle Bahn ist die allein oder wenigstens fast ausschließlich begangene, und es besteht nur eine dem Individuum nicht klar bewußte Herabsetzung des Reizes, häufig auch Fluchtzwang nach dem Akte, oder schon ein bewußter Widerstreit mit der latent wirkenden Abstraktion der Erregung, doch so, daß die differenziert erlebten Vorstellungsinhalte dieser die heterosexuelle Entspannung wohl behindern, aber nicht verhindern können; das Weib reizt zwar noch körperlich (obschon meist nur durch die vielfach nicht klar erkannte Vorstellung, andere Männer würden dadurch sexuell erregt), psychisch aber kann es (eben infolge der bis dahin gediehenen Dissolution des Aktes als sexuelles Erlebnis) nicht viel mehr bieten. Das sich für den Mann entwickelnde sexuelle Interesse dagegen bleibt zunächst mehr im Geistigen stecken, weil der Grund für seine Anziehungskraft (eben seine sexuelle Erregung, wie sie sich dem Weibe zuwendet) dem Individuum noch nicht so aufdringlich zum Bewußtsein gekommen ist, daß es deutlich erkennen könnte, wohin eigentlich seine Neigung zielt und es daher vielfach in jene unklare Schwärmerei verfällt, die es auch in der normalen Liebe gibt, wenn es sich um „die erste Liebe" handelt. Schon Shakespeare wußte davon, wie aus dem 20. Sonett deutlich hervorgeht:

„And for a woman wert thou first created;
Till nature, as she wrought thee, fell a-doting;
And by addition me of thee defeated,
By adding o n e t h i n g t o m y p u r p o s e n o t h i n g.
But since she prick'd thee out for woman's pleasure,
M i n e b e t h y l o v e, and they love's use t h e i r treasure."

2. Der Widerstreit, welcher vor allem mit der Erschwerung der Verwirklichung der sich festigenden Neigung im Sinne der Abstrak-

tion der Erregung von dieser Seite aus wächst, lähmt allmählich den Impuls zur heterosexuellen Entspannung, weil die an das Spannungsgefühl geknüpften Vorstellungen aus beiden Lagern sich assoziativ bedingen. Es ist dabei, wie die Erfahrung gezeigt hat, die Erreichung einer Art seelischen Nullpunktes möglich, auf dem sich die beiden Seiten gewissermaßen vollkommen die Wage halten und mit dem Erfolg gegeneinander ausspielen, daß die eine die wirksame Hemmung für die andere bildet; so entsteht der Typ des Mannes, der tatsächlich nicht weiß, was er will, er hat, wie Hamlet sagt, keine Lust am Weibe und am Manne auch nicht, er lebt höchstens von Unfall zu Unfall.

3. Es kommt zur wahllosen Befriedigung des Triebes auf beiden Seiten; hier ist Raum für mannigfache Entwicklung: der auf der heterosexuellen Seite bestehende ausgeprägte Geschmack pflegt sich zu nuancieren, gerade weil der Reiz hier infolge der Verwirklichung der Abstraktion der Erregung an triebgebundener Anziehungskraft verliert; der sich auf der homosexuellen Seite bildende Geschmack entsteht um das Körperliche und kann gerade dadurch die Geschmacksrichtung der anderen Seite maßgebend beeinflussen; daraus erklärt sich z. B. die Tatsache, daß viele Männer, die homosexuell verkehren, gerade nur noch Mädchen von etwa 16 Jahren oder besonders gut gebaute, elegante, junge Mädchen geschlechtlich haben mögen; die geistige Einstellung auf das Weibliche umgekehrt pflegt den homosexuellen Geschmack in dem Verlangen der Unterordnung des Partners und deshalb in der Wahl von Jugendlichen oder homosexuellen Jungen zum Verkehr zu bestimmen. Der Wunsch derartiger Männer ist es manchmal, einen männlichen Körper und eine weibliche Seele in einem zu besitzen, sie kommen dann, die Unmöglichkeit ihres Verlangens einsehend, häufig dazu, sich über das psychische Manko durch allerhand Äußerlichkeiten, insbesondere durch weibliche Kleidung beim Partner, die sie gewissermaßen „spiritualisieren“, hinwegzutäuschen. Erwägt man dabei, welche Abstufungen und Feinheiten im sexuellen Geschmack überhaupt möglich sind, wie die Auswertung der einzelnen Nuancen gegeneinander richtunggebend wirkt, wie Ungunst, Gunst oder gar Vollkommenheit im Erleben nach der einen oder anderen oder beiden Seiten hin ganz verschiedene seelische Perspektiven zu eröffnen vermag, wie verschieden die Triebstärke ist und wie unterschiedlich schließlich auch hier das Seelenmaterial auf die Wirksamkeit jenes die Entwicklung fördernden Mechanismus reagiert, dann wird man sich eine annähernde Vorstellung von den Entwicklungsmöglichkeiten innerhalb dieser Kategorie, in die ganz sicher eine sehr große Zahl von Männern gehört, machen können. Charakteristisch für alle bleibt aber, daß die Eigenart der Entwicklung keinem gestattet, jene Vollkommenheit sexuellen Fühlens, welche nur durch die Ausschließlichkeit des Sexualzieles und seine Verwirklichung in dem e i n e n körperlichen und seelischen Zusammenklang gewährleistet wird, jemals zu erleben. Sie müssen sich tatsächlich alle mehr oder weniger auf den Standpunkt jenes ein bestimmtes Berliner Milieu kennzeichnenden Verses stellen: „Schön ist's egal!“

Ein schlanker Jüngling, der rasiert Sie,
Ein nettes Mädel manikürt Sie,
Mein Herr, Sie haben ganz die Wahl:
Schön ist's egal!"

Ganz wie es Zufall und Gelegenheit wollen. Dabei ist es schließlich auch möglich, daß das Individuum nur nach Beschreitung beider Bahnen zur Befriedigung im einheitlichen sexuellen Erlebnis gelangen kann; ein junger Mann dieses Milieus, den ich näher kennen lernte, suchte die Vorlust beim Weibe, die Lust aber beim Manne.

4. Die heterosexuelle Bahn dient lediglich der Lösung einer Spannung, welche von Vorstellungen homosexuellen Inhalts ausgelöst worden ist. Dabei kann entweder dieser Inhalt noch in irgendeiner Beziehung zum Akte als Träger der Entspannung verwertet werden, die Vorstellung z. B., ein anderer Mann habe das Weib soeben gebraucht, ermöglicht die Beischlafsvollziehung, oder aber der homosexuelle Vorstellungsinhalt und die dadurch bewirkte Spannung setzen lediglich reflexartig den Mechanismus der Entspannung im Akte in Lauf; die Beischlafsvollziehung ist hier schließlich nur noch eine besondere Form der Onanie. Diese äußerste Möglichkeit tritt in ausgeprägter Form sicherlich nicht häufig auf; durch einen glücklichen Zufall habe ich sie einmal studieren können, das Erlebnis war kurz folgendes: Der Zug, welcher uns zum Schiff bringen sollte, fuhr gegen Mitternacht ab, in meinem Abteil lag auf der anderen Seite ein Herr von etwa 30 Jahren zwischen den Polstern, den ich nicht kannte. Er benahm sich mit jener Korrektheit, die dem Kundigen verrät, wie sehr das Gefühl in Fesseln soll; er stellte mir ein Kissen zur Verfügung und begann eine Unterhaltung über das Reisen, als Leiter eines großen industriellen Unternehmens war er fast in der ganzen Welt gewesen. Ich war müde und einsilbig, das Gespräch verstummte bald und jeder lauschte im Halbschlaf, wie wir mit großer Geschwindigkeit in die Nacht hinausfuhren. Auf dem Schiffe kamen wir wieder zusammen, und zwar in der gleichen Kabine. Er begann von psychischen Dingen zu reden, ich merkte aber, daß er gar nichts davon verstand und persönliches Interesse am homosexuellen Problem zu haben schien. Ich hatte nicht die geringste Lust davon zu sprechen und lenkte ab. Ich traf auf dem Schiffe andere Leute, die mich interessierten und das merkte er; einmal saß er plötzlich neben mir auf dem sonnenüberfluteten Deck und versetzte mir einfach Tatsachen: Seine Jugend hatte den Kameraden gehört, er war deshalb von der Schule verwiesen worden, später in der Lehre hatte ihn ein ganz junges Mädchen gefesselt, um dessen Untreue willen er sich die Pulsadern zu öffnen versucht hatte, man sah noch deutlich die Narben, es war aber übrigens ein Irrtum gewesen: ihn reizte der Typ des jungen Mannes, schlank und kräftig, elegant und intelligent. Sein Verlangen nach ihm hatte er nie stillen können, das Idealbild war so gut wie unerreichbar, Ersatz flößte ihm Angst ein. Mir gefiel die Ruhe und Sachlichkeit, mit der er alles erzählte, und als habe er meine Gedanken erraten, fragte er plötzlich, ohne daß ich ein Wort geäußert hatte: „Haben Sie das hübsche Weib in dem roten Seidenkleide gesehen?" Ich bejahte, ohne zu wissen, was er mit der Frage wollte; jetzt sah er mir voll ins Gesicht und sagte: „Die habe ich

gestern in unserer Kabine auf dem Diwan gehabt, auf dem Sie mittags schlafen; es ist übrigens die zweite, seitdem ich auf dem Schiff mit Ihnen zusammen bin.“ Ich kann mich, fuhr er fort, äußerlich sehr beherrschen (was ich im stillen bestätigen mußte), aber die homosexuelle Erregung wird so groß, daß ich irgendein Weib herhole und brauche, dann wird es mir etwas besser! Die Frauen, bei denen er übrigens großes Glück hatte, interessierten ihn nicht im mindesten, er verfuhr mit ihnen wie mit Sachen, dagegen quälte ihn die Frage, warum das in seinem Falle so sein müsse. Mir begegnete er, ich traf ihn auf der Rückreise wieder, mit dem Gefühl instinktiver Verbundenheit, das, so einseitig es sein mußte, doch so beherrscht war, daß sich mein Mitleid mit Achtung mischte.

Das Erlebnis der Abstraktion der Erregung ins Unendliche vervielfacht und die Vereinigung dieser Erlebnisse zu einem seelischen Gesamteindruck so, daß die Tatsache des Assoziationsablaufes die Tatsächlichkeit einer bestimmten Gefühlsgebundenheit bedingt und umgekehrt, bewirkt die endliche Herausbildung des homosexuellen Komplexes; dieser bestimmt dann gleich einer grundlegenden, richtunggebenden Formel die Triebeinstellung, vermag aber an sich wohl niemals die heterosexuelle Bahn für das Individuum völlig ungangbar zu machen, vielmehr bleibt die Beziehung zum Weibe immer im Mittel der Erregung des Mannes, wie sie sich diesem zuwendet, möglich. Diese als Vorstellungsinhalt differenziert erlebt und zur Abstraktion geworden, bildet den Ausgangspunkt für weitere Assoziationsreihen, die sich mit der Person des Mannes schlechthin beschäftigen. Die Vorstellungsbasis verbreitert sich aber nur insofern, als die Erregung des Mannes, wie sie sich dem Weibe zuwendet, gleichgesetzt wird dem erregten Manne und schließlich dem Manne als Geschlechtswesen überhaupt. Es gibt schlechterdings keine andere als diese k ö r p e r l i c h e Einstellung, und dadurch wird der homosexuelle Komplex in der Tat charakterisiert, er ist, wie ich es früher ausgedrückt habe, von Phallus Gnaden. Selbst das „psychische Rankenwerk“, das später dazukommt, kann sich immer nur zwischen den ersten unwillkürlichen dunklen Erregungen, die bei der Wahrnehmung von Entblößungen auftreten, und der ausgesprochenen Lust am Beobachten anderer beim Urinieren bis zum raffinierten Phalluskult hinziehen. Diese Tatsache erklärt vieles, was sonst am „homosexuellen Charakter“ unbegreiflich sein müßte: Die Vorliebe mancher Homosexuellen gerade für potente heterosexuelle Männer, die Gebundenheit aller an das Genitale, dessen Anziehungskraft so stark ist, daß im konkreten Falle meist alles Gegensätzliche vor ihr zerfließt und sich in vereinzelten Fällen bis zu ihrer Verneinung im horror penis steigern kann, endlich die durchgängige Unbeständigkeit der homosexuellen Neigung, die tatsächlich von Begierde zum Genuß taumeln und im Genusse nach Begierde verschmachten muß, weil das Körperliche in seiner verwirrenden Mannigfaltigkeit und grausamen Selbstgenügsamkeit die Erfüllung nur immer wieder mit dem Keim neuer Sehnsucht belastet. In dieser Erfüllung selbst wird dann ein weiterer Charakterzug des homosexuellen Komplexes offenbar: Die Vorstellung vom Manne, welche das Spannungsgefühl auslöst, ist von Haus aus eine Gesamtvorstellung, die mehr oder weniger deutlich neben der Vorstellung des Mannes als Geschlechtswesen diejenige des erregten Mannes und der männlichen Erregung, wie sie sich dem Weibe zuwendet, mitenthält; die Vorstellung eines bestimmten Mannes aber wird schließlich im assoziativen Zusammenhang mit dem Spannungsgefühl die Vorempfindung der Entspannung und damit den Drang zur Betätigung auslösen. Dieser Drang ist das zum Manne Hingezogenwerden und dessen körperliche Besitzergreifung als völlig einseitiger, keine Zustimmung oder gar Übereinstimmung voraussetzender Akt. In dieser absoluten Einseitigkeit zeigt sich das Charakteristische der ganzen Entwicklung, die dazu führt, daß eben der Mann lediglich als Symbol einer männlichen Funktion verehrt wird. Die Vorstellung von der Erregung, in welcher für das Individuum der sexuelle Reiz liegt, vollzieht sich, wie wir früher sahen, in der Vorstellung des geschlechtlich erregten Mannes und im Bewußtsein, daß dessen Erregung sich dem Weibe zuwendet und ihre Lösung im Akte sucht. Infolgedessen entwickelt sich unwillkürlich das Streben, die Intensität des Reizes durch die intensivere Ausgestaltung der Erregung in der Phantasie zu steigern; dazu dient einmal die Ausschmückung der Persönlichkeit des Mannes mit Eigenschaften, die wie Kraft, Jugend und Frische eine besondere Erregbarkeit nahe legen, sodann aber namentlich die Erfindung von Hemmungen aus dem Bewußtsein, daß jede Affekthemmung eine Affektsteigerung bedeutet. Einen besonders hemmenden Charakter hat nun die Vorstellung, daß der geschlechtlich erregte Mann sich infolge von Hindernissen mit dem Weibe nicht vereinigen kann: In dieser Vorstellung beginnt das Individuum bei seinen onanistischen Ausschweifungen zu schwelgen; immer und immer wieder malt es sich die starke Erregung des Mannes aus, wie sie das Ziel nicht findet, wie sie wächst und wächst, und indem es ganz von diesem Bilde erfüllt ist, wird ihm die Erregung wie zu einem Gegenstande, der sich ihm darbietet und genommen werden kann, dessen fortreißende Macht einen Augenblick lang die Vorstellung von ihrer Beziehung zum Weibe und daher die Vorstellung des Weibes selbst aus dem Bewußtsein bannt. In diesem psychischen Zustande ist dann ein unmittelbarer Genuß der sexuellen Erregung des Mannes gegeben, zunächst zwar nur für einen Augenblick; denn die Vorstellung, daß der erregte Mann schließlich mit einem Weibe den Akt vollzieht, folgt noch auf dem Fuße nach, aber sie muß allmählich verschwinden, weil jene unmittelbare starke Wirkung der Erregung schon den Orgasmus herbeiführt. Dann gewöhnt sich das Individuum daran, in der Tatsache, daß die Vorstellung des sexuell erregten Mannes stets ein Lustgefühl in ihm auslöst, die Beziehung dieses Vorstellungsinhaltes zur eigenen Person herauszufühlen und den Genuß dieser Erregung schließlich als eine Wirkung dieser Beziehung zwischen dem sexuell erregten Manne und sich selbst zu betrachten. Dies führt schließlich dazu, daß es sich als Objekt dieser Erregung ansieht, ihr untertan wird und am Ende sie wie ein Weib auf sich wirken läßt. Da aber der Erregung die körperliche Vereinigung zum Ausdrucksmittel dient, wird sie schließlich in der Vorstellung, genommen zu werden, genossen. Deshalb ist es nur folgerichtig, daß die andere Form der Erfüllung in der

Hinnahme der männlichen Erregung besteht. Wie sehr aber beide Formen das Resultat eines psychischen Ursprungs sind, so daß es rein virile und rein feminine Homosexuelle von vornherein nicht gegeben haben dürfte, zeigt deutlich die Erfahrung, daß das gleiche Individuum je nach den Eigenschaften den einen Mann viril, den anderen feminin lieben und daß im homosexuellen Akte selbst plötzlich das virile Fühlen in das feminine umschlagen und ebenso die hingebendste Passivität zur glühendsten Aktivität werden kann: Wie sagt doch Bierbaum in seinem Roman Prinz Kuckuck von Tiberio, den er den schönsten Jungen Capris nennt, — „ein Halbgott, der Sklave sein kann". Ich erinnere hier auch an die in der Literatur bekannte Äußerung eines Homosexuellen, er halte es für einen Idealzustand, wenn ihm die Natur männliche und weibliche Geschlechtsorgane zugleich gegeben hätte. Darin besteht aber gerade ein dritter Charakterzug des homosexuellen Komplexes, daß, wie übrigens auch bei der heterosexuellen Neigung, zur Erlangung intensiverer Lust die Entwicklung auf Ausgestaltung der erotischen Möglichkeiten geht. Auf geeignetem Boden kann das Virile, vor allem aber das Feminine der Einstellung besonders gezüchtet werden; es entwickelt sich dann beim virilen Homosexuellen ein ausgeprägter Geschmack für Jugendliche oder auch homosexuelle Jungen, beim femininen, der die Hinnahme männlicher Erregung, indem er immer mehr das Passive kultiviert, allmählich zur Hingabe an sie umfühlt, für heterosexuelle Männer. Die Ausgestaltung der seelischen Bereitschaft zur Hingabe führt zudem schließlich zu einer immer ausgesprochener hervortretenden Effeminierung, die als psychisches Rankenwerk der Hebung und Verherrlichung des Körperlichen dient und offenbar macht, wie „der Geist", d. h. die psychische Kraft der Autosuggestion den Körper formt in Gang, Haltung, Bewegung, Ausdruck und Erscheinung überhaupt. Auch der bekannte Wunsch mancher Jungen, ein Mädchen zu sein, ihre Träume und Wachphantasien, sich einem Manne hinzugeben und Kinder zu bekommen, sind weiter nichts als solches Rankenwerk, erfunden, wenn auch dem Erfinder unbewußt, zur Steigerung der Lust bei der Hinnahme männlicher Erregung. Weiter ist es möglich, daß die virile oder feminine Einstellung im Individuum ganz nach den Erlebnissen und sonstigen Einflüssen vorherrscht und hervortritt; ich kenne den Fall eines jungen Menschen, den ich früher schon beschrieben habe, der sich mit 17 Jahren mit Mädchen abgab und sexuellen Verkehr mit 15jährigen Jungen hatte (viril); mit 19 Jahren dem weiblichen Geschlecht völlig teilnahmlos gegenüberstand und noch jüngere Knaben — zwischen 12 und 14 Jahren — begehrte, die seine Geschlechtsorgane und seine Potenz bewunderten (Betonung des Virilen), daneben aber anfing, sich von jungen Männern, die älter waren als er, körperlich hinnehmen zu lassen, wenn sie elegant und interessant waren.

Diese Voraussetzungen weisen schon auf eine Verinnerlichung der homosexuellen Neigung hin, auch sie vollzieht sich unablässig innerhalb des gefestigten homosexuellen Komplexes mit Hilfe des differenziert erlebten charakteristischen Vorstellungsinhalts und der Abstraktion, d. h. eben der Vereinigung verschiedener differenziert erlebter Inhalte zu einem seelischen Gesamteindruck. Die innere

Erfahrung zeigt, wie sich diese Verinnerlichung von der virilen wie femininen Einstellung her entwickelt: Das körperliche Moment, das, wie gesagt, die Hauptrolle spielt, wird in zahllose Nuancen zerpflückt und im einzelnen ausgestaltet zum Spiegel eines höchst persönlichen Geschmacks, es ist bekannt, wie empfindlich Homosexuelle gerade in dieser Beziehung zu sein pflegen, wie z. B. eine besondere Beschaffenheit der Beine, Zähne oder Haare, ja der Hosen und des Hutes; ein genau festgelegtes Alter, ein bestimmter Stand und Beruf ausschlaggebende Bedeutung für ihre Erregbarkeit erlangt und wie es zu einer wahren Nuancenverrücktheit kommen kann. Der Weg der Entwicklung führt dann weiter zu der Konturerotik, wie ich sie genannt und in meiner Arbeit über Narzißmus beschrieben habe:

Wenn nämlich die Empfindlichkeit für die Nüance aufs äußerste gesteigert ist, dann kann diese in der potenziertesten Form dadurch genossen werden, daß das Individuum ihren Eindruck auf die eigne Wesenheit bezieht und im Gefühle der eignen Körperlichkeit orgastisch gestaltet. Dabei werden die in den Kreis des erotischen Fühlens einbeziehbaren Einzelheiten durch das Erleben unablässig fortgebildet, und oft war nur die Ahnung einer Kontur existent, als deren Wahrnehmung zum wollustbetonten Eindruck wurde.

Im Beobachten von Einzelheiten liegt dann ein Mittel zur sexuellen Befriedigung. Der Inhalt der erotisch verwertbaren Vorstellung aber wird immer bestimmbar sein aus dem überwachen Sinn für das Ästhetische, Charakteristische, Nuancierte; im einzelnen kann freilich große Mannigfaltigkeit herrschen: Der Gesichtsausdruck, die Form des Körpers und einzelner Glieder, die Bewegung, und zwar alles betrachtet unter dem Gesichtswinkel entweder des Geistes oder der Verderbtheit, der Unberührtheit, der Kraft oder der Zerbrechlichkeit, der seelenlosen Eleganz, des Gewandten, Einfachen oder Adäquaten und Harmonischen können diesen Inhalt in zahlreichen Variationen bestimmen. Zum Sexualgenuß vermögen diese Eindrücke, wie ich nochmals betonen möchte, jedoch nur im Mittel des wollustbetonten Gefühls der eigenen Körperlichkeit zu führen.

Dies geschieht in der Weise, daß sie assoziativ eine von denjenigen auf den eigenen Körper bezüglichen Einzelheiten auslösen, welche zu den in den Kreis des erotischen Fühlens einbezogenen Vorstellungsinhalten gehören. Das Individuum sieht z. B. die durch die Kleidung besonders hervorgehobenen schönen Linien der aneinanderliegenden kräftigen Schenkel einer jugendlichen Gestalt. Diese Vorstellung ist lustbetont und erzeugt sofort die oft unklare Gesamtvorstellung aller Einzelheiten, aus welchen sich der durch die Erfahrung gestaltete Eindruck der eigenen Person zusammensetzt, damit das seltsame Gefühl der eigenen Körperlichkeit und den Orgasmus. Die Entspannung ist also nur im Bewußtsein der eigenen Persönlichkeit möglich; dieses aber wird nicht allein durch die Vorstellung körperlicher Eigenschaften, sondern namentlich auch durch die Überzeugung vom Werte des eigenen intellektuellen und seelischen Daseins gestaltet. Das Vorhandensein von Persönlichkeitswerten und die Klarheit darüber sind demnach im letzten Grunde zu Voraussetzungen für das sexuelle Fühlen geworden. Die Körpervorstellung tritt dabei freilich immer wieder in den Vordergrund, insofern das Bewußtsein des psychischen Wirkens selbst aufs engste mit dem Körpergefühl verknüpft ist. Daraus erklärt es sich auch, daß das Individuum den Drang in sich fühlt, jede geistige Spannung durch das Betrachten des eigenen Körpers lösen zu helfen.

Wird aber jenes Bewußtsein der eigenen Körperlichkeit durch die Erschütterung seiner Grundlagen beeinträchtigt — erkennt das Individuum z. B., daß es seine Vorzüge durch das Alter verliert, oder daß es sie sich nur eingebildet hat — dann wirkt jener Zusammenhang der von außen andringenden Eindrücke im Gegenteil stark unlustbetont, weil sie mit dem Reiz zugleich die Unmöglichkeit der Entspannung fühlbar machen.

Nicht unerwähnt soll schließlich bleiben, daß der Orgasmus verstärkt werden kann durch reflexartige Onanie oder die unwillkürliche, vorstellungsentkleidete Vornahme sexueller Handlungen an dem reizesetzenden Körper des anderen, wobei dann das Individuum völlig unter der Herrschaft der betreffenden Einzelheit in ihrer Beziehung zum Gefühl der eigenen Körperlichkeit steht. Ich kenne einen jungen Mann von etwa achtzehn Jahren, der mir auf einer meiner Forschungsreisen durch sein gutes Aussehen und sein vornehmes, zurückhaltendes Wesen auffiel, für den die sexuelle Befriedigung darin besteht, daß er sich halb entkleidet im Spiegel betrachtet, wobei ihm das Bild eines Mannes erscheint, der ihm gefällt, und daß er dieses genießt, indem er sich selbst mit den Blicken liebkost und gleichzeitig onaniert.

Derartige Handlungen sind aber keineswegs essentiell, es gibt Zustände, in denen auch nicht der leiseste Impuls zu ihrer Bewirkung vorhanden ist, wo das wollustbetonte Körpergefühl das Individuum vielmehr wie in einem anhaltenden Hindämmern fesselt, es lähmt wie vor tief innerer Glückseligkeit und es jeder Ablenkung, ja jeder Bewegung abhold macht; nur die Augen kehren sich langsam dem Spiegelbilde zu und lächeln zerstreut wie zu etwas längst Gewohnten, und doch gebannt wie durch etwas Fremdes, und starr in den Fesseln unsagbarer, wollüstiger Ruhe — ganz wie es die Sage von Narkissos berichtet, als ihm der Wasserspiegel zum ersten Male sein Bild zurückgab.

Das körperliche Moment verinnerlicht sich weiter in der Kultivierung von Situation und Stimmung. Es ist bei alledem nichts Geistiges, sondern die Verfeinerung des Gefühls bedingt lediglich eine Nuancierung der Vorstellungsinhalte. Sie gehen auf Verhüllung, oder Betonung, oder Verneinung des allmächtigen körperlichen Moments, und danach gestaltet sich das Milieu verschieden: Zwischen den mattfarbigen Schleiern eines ungewissen gedämpften Lichtes scheinen sie dämmernd zu verglimmen. Das Leben bewegt sich lautlos und mystisch, „doch das Verlangen brennt ohn' Unterlaß", und im Zusammenklang der Geigen und des Flügels schluchzen zuweilen leise Töne auf wie aus Hesses Gebet: „Laß mich doch einmal den träumeschweren Becher der Lust bis zum Grunde leeren, der mich sättigt und endlich stille macht!" Aber die Dämmerung umfängt auch das Begehren und scheint es aufzulösen und in sich hineinzusaugen und als ein unnennbares Fluidum wieder in den Raum zu senden, wo es von allen eingeatmet wird: so verfallen sie dem Bann zwischen Polstern, stumpfen Farben, suggestiver Musik und entarten leicht zum „lila Lila-Klub“. Dagegen:

Ein Raum so strahlend hell, daß man geblendet steht, die Musik macht Radau, aber die Jugend überschreit sie noch: „Freut euch des Lebens, solange das Lämpchen glüht!“ Sie jonglieren Zoten, kloppen Griffe, haben sich, schieben paarweis eng umschlungen durcheinander, da es gerade vom Podium dröhnt: „Ja Kind du kannst tanzen, sei meine Frau.“ „Sei meine Frau!“ ja: „Das Verlangen brennt ohn' Unterlaß“, der Fußboden dröhnt, das Licht strahlt unheimlich, die Menge dampft und brüllt mit: „Sei meine Frau!“ Manche Paare bilden nur noch Eins, andere stolpern schon hinter eine, nein die Tür, wo die körperliche Vereinigung möglich wird. Diese ist auch dazu gut, die Sehnsucht für kurze Zeit totzuschlagen; denn viele sind hier wirklich nur Zyniker aus Sehnsucht, während vielleicht die meisten zu den Unterlegenen aus Einsicht gehören, von denen jeder etwa auf den Ton des Sängers der im edelsten Russisch geschriebenen, unübersetzbaren „Поэзія не для дамь“, der Gedichte „nicht für Damen“, gestimmt ist:

„Тепер свободно предаватся
Могу я слабости своей
И селадонам отлаватся,
Мнѣ их любов всѣго милей!“ [1])

Schließlich:

Das Zimmer könnte zu einem Gasthof in Buxtehude gehören, aber die Menschen, die es bevölkern, können dort unmöglich zu Hause sein, sie bemühen sich zwar „normal“ zu erscheinen, aber sie sind es wirklich nicht, sie amüsieren sich köstlich in seltsamer Gespreiztheit, grotesker Persiflage nur zu natürlicher Furchtsamkeit und Zimperlichkeit, geistreich sein sollender Geschwätzigkeit, tantenhaft blöder Lustigkeit und einem wichtigtuerischen Dilettänteln in Tanz, Gesang und Deklamation. Ich finde, sie sind zwar harmlos, aber albern aus Unbefriedigung und in dieser Form seltsam erstarrt, weil das körperliche Moment grausam genug ist, mit ihnen irgendwie Versteckens zu spielen.

Die Verinnerlichung und Verdichtung des körperlichen Moments zu dem besonderen Stimmungsgehalt einer Konkretisierung und Exhibitionierung charakteristischer Nuancen und Situationen kann ferner zu ausgesprochen transvestitischen Neigungen führen, wie sie bei Homosexuellen in der Tat häufig zu beobachten sind. Ansätzen dazu kann man in aller Öffentlichkeit begegnen; wer das Milieu kennt, weiß, daß hier z. B. mitten im heißesten Großstadtsommer, wenn der Asphalt schmilzt, Gestalten in zu engen Sporthosen und dicken Wolljacken, den Ledergürtel umgeschnallt, fernab von jeder Sportbetätigung, im seltsamen Kontrast zur Umgebung auftauchen, oder daß sich andere mitten im eisigsten Winter in einer Art Wildwestkostüm, d. h. nur mit prall anliegender Sporthose und offenem Hemd bekleidet, in die allerdings eindeutige Gesellschaft hinauswagen. Sie alle treibt es, das Spiegelbild einer in phantastischer Befreiung ebenso realisierten wie idealisierten körperlichen Form zu genießen.

---

[1]) Jetzt kann ich mich meiner Schwäche frei hingeben und den Partnern ausliefern, mir ist ihre Liebe die liebste!

Speziell von der femininen Einstellung her führt, nachdem die Hinnahme der männlichen Erregung zur Hingabe an diese umgefühlt worden ist, die Entwicklung, welche im Dienst neuer Lustgewinnung lediglich auf die assoziative Ausgestaltung von Vorstellungsinhalten geht, weiter zu der von mir in der Arbeit über Narzißmus beschriebenen Integritätserotik.

Das Individuum wird hier von dem Bewußtsein beherrscht, daß die eigene sexuelle Anziehungskraft durch die Unberührtheit geschaffen, gesteigert und unterhalten wird, und es lebt deshalb in ihm der Drang des Niemalsunterliegens.

Der Kampf zwischen diesem Drang und der von außen andringenden oder im Inneren aufsteigenden Begehrlichkeit bildet das sexuelle Erlebnis; das stark wollustbetonte, sieghafte Gefühl der erhaltenen Integrität aber den Sexualgenuß. Obwohl nun für das Individuum ein psychischer Zwang zur Erhaltung dieser Integrität besteht, d. h. obwohl es seiner Veranlagung nach sich niemals der Begehrlichkeit ausliefern kann, genießt es an diesem Kampfe doch ebenso eine wollustbringende Ungewißheit wie das Gefühl des Obsiegens; in der Tat aber vermittelt ihm dabei allein das Ichbewußtsein die sexuelle Lust und Befriedigung, und insofern genießt es im letzten Grunde nichts anderes als sich selbst.

Für seine Umgebung kann es zur Gefahr werden; denn es ist geneigt, die Begehrlichkeit des Gegners ins Maßlose zu steigern, um die wollüstigen Schauer des in seiner Integrität bedrohten Ichs und die betäubende Lust des Siegs bis zur Neige zu kosten, und andererseits peitscht sich die Begehrlichkeit selbst im lockenden Anblick des Zieles, das mit Händen zu greifen im Augenblick weiterrückt, immer von neuem wieder zu größerer Intensität auf: So verschafft sie unerhörten Genuß und wird schießlich selbst zur unerträglichen Qual, an der das Opfer zugrunde gehen kann.

Der oberflächliche und unkundige Beobachter wird derartige Verhältnisse leicht fälschlich auf sadistische Neigungen zurückführen. Nichts aber liegt dem Individuum ferner als die Lust am Quälen. Es ist sogar möglich, daß es reminiszenzartig für Augenblicke den Wunsch hat, sich der fremden Begehrlichkeit schrankenlos auszuliefern. Dann bereitet ihm der Zwiespalt, in welchen es sofort durch den Gedanken an eine Preisgabe der Integrität gerät, intensivste Unlust, und ganz unwillkürlich entrinnt es der Gefahr zu unterliegen; der Ernst des Ringens wandelt sich zum Bewußtsein des neuen Siegs und zum wollustbetonten Ichgenuß.

Diesem dient übrigens schon die Gewißheit zu gefallen, und oft genügt sie zur sexuellen Befriedigung, weil das Individuum im Bewußtsein seiner Macht die Süßigkeit des Sieges darin vorempfindet. Dann lösen bewundernde Blicke, gewollt-unwillkürliche Berührungen, sehnsuchtsbanges Unruhigsein den Orgasmus bei ihm aus.

Der Unkundige wird darin wohl stets fälschlich ein Zeichen von Liebe oder Zuneigung finden; in Wahrheit kann aber das Individuum gar nicht lieben, weil das Liebesgefühl nach seinem innersten Wesen ein Hinopfern des Ichbewußtseins voraussetzt. Es kennt lediglich Reize, die von äußeren oder inneren Eigenschaften ausgelöst in ihm den Wunsch erzeugen, daß sich die Begehrlichkeit ihres Trägers ihm zuwenden und ihm so zum sexuellen Genuß des eigenen Ichs verhelfen möge.

Sein Sexualleben äußert sich also wesentlich im Kokettieren, aber man darf dabei nicht übersehen, daß es viel mehr ist als es damit zu sein vortäuscht.

Die Onanie ist dem Individuum eine um so naturgemäßere Befriedigungsweise als ihre Ausübung die Vorstellung, niemals der Begehrlichkeit eines anderen zu erliegen, immer von neuem wieder zur lustbetonten Gewißheit macht und damit zugleich das durch dieses Bewußtsein erzeugte Kraftgefühl im Interesse der Integritätserhaltung stärkt.

An ihre Stelle kann aber auch eine seelenlose Unzucht treten, d. h. ein Trieb zur Vornahme geschlechtlicher Handlungen ohne jede psychische Komponente, ja mit einer tiefen Scheu vor ihr. Und in dieser Scheu findet sich dann der Integritätsgedanke wieder; nur ist er aus dem positiven, das Sexualleben bestimmenden Faktor zu etwas Negativen geworden, das eine schrankenlose „envie de boue" zu entflammen vermag. Das Individuum bietet das Bild eines Menschen, der bei einem noch so verfeinerten Innenleben schlechterdings nicht lieben kann und seinen Geschlechtstrieb befriedigen muß wie andere körperliche Bedürfnisse auch (sog. Klosettstandpunkt). Damit hat sich ein äußerster Ausläufer einer auf Verinnerlichung und Nuancierung gestellten Entwicklung zu einer erschreckenden Simplizität zurückgefunden.

Gleichfalls einen Abschluß, wenn auch anderer Art, stellt schließlich eine Gruppe von Erscheinungen dar, auf welche nun noch näher einzugehen ist, in denen ich einen Endpunkt jener Entwicklung sehe, die mit der Herausbildung der homosexuellen Neigung begonnen hat.

Die Abwandlung der Triebeinstellung, die sich in ihr ausdrückt, hat zwar an sich nichts mit der Umsetzung des Triebmäßigen in andere psychische Qualitäten zu tun, für welche die Drosselung des Triebes ursprüngliche Voraussetzung und nach dem Einsetzen einer bewußten Gestaltung psychischen Lebens Anstoß und Antrieb bedeutet, sie findet aber, da sie einem viel späteren Entwicklungsstadium angehört als diese, deren Auswirkungen auf die Menschenseele vor. Es ist deshalb nur folgerichtig, daß ein homosexueller Typ vorkommt, in dem die Abwandlung der Triebeinstellung mit weitreichender Umsetzung des Triebmäßigen vollkommen zusammentrifft. Der Trieb ist hier nicht mehr elementar genug, als daß die Reflexion ausgeschaltet bliebe, unter ihrem Einfluß aber wird er allmählich um so sicherer als seelischer Fremdkörper empfunden als das Spezifische seiner Einstellung lediglich im Körperlichen wurzelt. Daraus ergeben sich drei verschiedene Möglichkeiten für die Entwicklung; die eine besteht in der mehr oder weniger vollkommenen Isolierung des sexuellen Lebens innerhalb des psychischen Daseins. Das Gefühl des Losgelöstseins, des Entrücktseins bildet dann die Voraussetzung für sexuelles Erleben und drängt infolgedessen das Individuum leicht in die Rolle des abenteuernden Andern. Das Körperliche ordnet sich dabei als eine Art Staffage in das Erlebnismäßige ein und erlangt erst dadurch eine gewisse Anziehungskraft.

Von selbst entsteht so die Neigung, die Erlebnisse eingedenk der Beziehungslosigkeit des Sexualen zum Ich und der Welt im Sinne des Abenteuerlichen, Absonderlichen, Spukhaften und Grotesken zu gestalten. Was wir von der Lebensführung des großen Geigers Paganini wissen, legt die Vermutung nahe, daß ähnliche psychische Zusammenhänge in ihm wirksam gewesen sind.

Eine andere Möglichkeit der Entwicklung führt dazu, daß die Empfindung des Triebes als Fremdkörper durch die Übersteigerung des Gefühlsmäßigen beseitigt wird, weil der Triebrest im Überschwange des Gefühls stirbt. Das Objekt wird dann zum Idol, der Eindruck, ja die Einbildung von Schönheit, Reinheit und Erhabenheit zum Kult gestaltet; jede körperliche Regung verbrennt im Feuer dieser Religion dem Individuum unbewußt mit reiner Flamme. Ansätze einer derartigen Einstellung lassen sich in homosexuellen Kreisen nicht allzu selten beobachten. Sie wird noch besonders befruchtet durch ein Gefühl, das aus der Tiefe künstlerischer Veranlagung zur Höhe genialen Schaffens dringt: Michelangelo auf den Knien vor dem Altar, den er dem jungen Tommaso dei Cavalieri errichten mußte! „Er wandte sich die Stirn im Staube an sein Idol, er nennt ihn ein mächtiges Genie, ein Wunder, das Licht unseres Jahrhunderts, er fleht ihn an, ihn nicht zu verachten, weil er sich nicht mit ihm vergleichen kann. Ein unendlicher Schmerz ist es für mich, schreibt er an ihn, Euch nicht auch meine Vergangenheit geben zu können, um Euch länger dienen zu können; denn meine Zukunft wird kurz sein, ich bin zu alt. Ich könnte ebenso leicht Eueren Namen vergessen wie die Nahrung, von der ich lebe, ja ich könnte eher die Nahrung vergessen, von der ich lebe und die allein meinen Körper, doch ohne Lust aufrecht erhält, als Eueren Namen, der mir Körper und Seele ernährt und sie mit solcher Süßigkeit erfüllt, daß, solange ich an Euch denke, ich weder Leid noch Todesfurcht empfinde. Meine Seele ist in den Händen dessen, dem ich sie gegeben habe. Wenn ich aufhören müßte, an ihn zu denken, glaube ich, daß ich auf der Stelle tot hinfallen würde“ [1]). Diese Übersteigerung des Gefühls, die triebgebunden bleibt, braucht sich nun nicht notwendig auf den lebenden Menschen zu richten, sie kann auch im rein Ideellen münden. Dann kommt es zur einsichtigen Verehrung hoher Kulturideale an Körperschönheit und Geistesbildung und im Zusammenhang mit diesem platonischen Idealismus zur Neigung, die Idee in der Wirklichkeit vollkommen zu gestalten. Blind wie der Trieb, ist auch dieses Bemühen meist blind, nämlich für die Unzulänglichkeit des Materials und die Unmöglichkeit der Verwirklichung eines Idealen überhaupt; wahr bleibt daran letzten Endes nur die unbewußte Selbstbespiegelung, die lustbetonte, die triebgebundene, in der die Idee, das eigene Selbst und das Ephebische des Schülers orgastisch zusammenklingen können. Kommt es dann bei günstiger Gelegenheit zu sexuellen Handlungen, dann erscheinen sie dem Individuum stets als eine Materialisierung hehren Gefühls und hoher Idee, als etwas Gutes, Schönes, ja Selbstverständliches und niemals als eine unzulässige Äußerung des Geschlechtstriebes.

[1]) Romain Rolland: Das Leben Michelangelos, S. 106.

Manchmal setzt sich der Überschwang des Gefühls auch in die Neigung um, für pädagogische oder allgemein kulturelle Ideale, sowie speziell für die Aufklärung und Befreiung der „Artgenossen" zu kämpfen. Die triebgebundene Energie ist dabei oft so stark, daß die Kräfte in unermüdlicher Selbstaufopferung und nie versagender Bereitschaft zum Kampfe ein Leben lang angespannt bleiben. Schließlich kann sich die Übersteigerung des Gefühlsmäßigen in einer besonderen Gestaltung der ganzen Lebensführung offenbaren, das Individuum erlebt dann bewußt seine Idee der Schönheit, der Mannigfaltigkeit, der Besonderheit in vollkommener Verwirklichung und Wirklichkeit. Auf diese Weise lebte bekanntlich Oskar Wilde sich selbst, bis er der englischen Justiz in die Hände fiel. Dabei ist besonders interessant, wie er in seinem „picture of Dorian Gray" mit eleganter Kaltblütigkeit symbolisch schildert, daß sich dieses Leben in seiner Verwirklichung schließlich selbst verneint und vernichtet. Ja, „we will all suffer for what the gods have given us, suffer terribly!"

Neben die Isolierung des Sexuellen und die Übersteigerung des Gefühlsmäßigen tritt schließlich als dritte und wohl häufigste Möglichkeit für die Entwicklung, welche von der Empfindung des Triebes als seelischen Fremdkörper ausgeht, die Selbstbescheidung, die Resignation. Die Reflexion setzt, wie gesagt, dort ein, wo der Trieb aufgehört hat, elementar zu sein; die kritische Betrachtung der Einstellung nimmt ihm dann allmählich das Unwillkürliche und Selbstverständliche vollends. Befruchtet wird diese Kritik bei derartigen Homosexuellen besonders durch die Würdigung des Urteils, das die Allgemeinheit über Homosexualität hat, der gesellschaftlichen Gefahren homosexueller Betätigung, sowie der tatsächlichen Schwierigkeiten, in passenden Verkehr zu kommen. In den Begriff des Passenden verbohrt sich die Kritik naturgemäß am tiefsten. Der Kritische entfernt sich dadurch immer weiter von der Möglichkeit, Befriedigung zu finden, weil abgesehen davon, daß diese überhaupt nur elementar ohne Problematik eintreten kann, infolge der Eigenart des homosexuellen Komplexes eine Lösung seines Problems gar nicht möglich ist, denn es besteht im letzten Grunde lediglich in dem seelischen Widerspruch zu unabänderlichen inneren Tatsachen, der Gebundenheit an das Nurkörperliche und der Einseitigkeit der Erfüllung. Diese Tatsachen lassen sich nicht zu einem im Geistigen wurzelnden körperlichen Zusammenklang und noch weniger zu jener romantischen Liebe umzaubern, die über die persönliche Beglückung hinaus ihre Aufgabe in der Steigerung des eignen und fremden Selbst findet, wie es der Kritische möchte; hat er viel Glück, dann wird er vielleicht einmal ein Erlebnis haben, das seiner Illusion einen Schimmer von Wirklichkeit verleiht, aber gerade die ihm dadurch erfahrungsmäßig vermittelte Empfindung, daß es doch hinter ihr zurückbleibt und die sich allmählich festigende Überzeugung, daß dies so sein muß und stets so sein wird, treibt ihn zur Selbstbescheidung, zur Resignation. Zuweilen wird er durch Äußerlichkeiten an sein Ideal erinnert, in ihrem Banne bleibt er dann vor Menschen stehen, plötzlich überwältigt von dem peinigenden Verlangen, sich ihnen zu nähern, sie an sich zu ziehen; aber das geht gar nicht, und die Bekanntschaft würde zur peinlichen Enttäuschung werden; manchmal erstrebt er leidenschaftlich intime Berührung und findet sie, irgendein Gedränge geschickt ausnützend, in gewollt-unwillkürlicher Fühlung mit einem sympathischen Körper, wobei dann im Augenblick zweckentsprechenden Kontaktes (ertastet wird auch hier bezeichnenderweise im letzten Grunde immer nur das Genitale) die Spannung so stark werden kann, daß ihr mit einem Schlage die Entladung folgt; tritt ihm das Sexuelle brutal, ungeschminkt, übermächtig entgegen und überwältigt es ihn einmal etwa mit Hilfe von Alkohol oder anderen Verführern, dann wird ihm das Erlebnis schließlich zum psychischen Trauma. Ich traf einmal in einer eleganten Tanzdiele einen etwa 18jähr. gebildeten jungen Mann aus vornehmer Familie, von ganz ungewöhnlicher körperlicher Schönheit und eleganter Kleidung; ich hatte ihn noch nie gesehen, aber so etwa konnte ich mir „Dorian Gray" vorstellen, die Augen besonders waren mir bekannt; wir kamen ins Gespräch und saßen bald in einer kapellenstillen Weinstube, um uns besser unterhalten zu können, und hier hörte ich eine Nacht lang von einem Leben, an das ich in diesem Zusammenhange denken muß; nur Stichworte seien daraus wiedergegeben: Der Junge wurde in frühester Jugend von einem idealen Pädagogen verführt, seine Homosexualität war damit geweckt, es folgten nun eigne Abenteuer aus Schwäche gegenüber den Lockungen erwachsener Männer in großer Zahl, ungewöhnlicher Art, die man nur schwer für möglich halten würde. Mit 15 Jahren plötzliches Erwachen im Schmutz, tiefe seelische Erschütterung, beginnender Kampf gegen die Triebeinstellung, die mit dem Schmutz identifiziert werden mußte, innere Verwirrung, da der Trieb an sich nicht schwieg, schließlich als dauernde Fortwirkung des Traumas gewaltsame Abkehr in der festgewurzelten Idee „normal" zu sein, wenn man sich ganz wie die andern benähme, daher der Besuch von Tanzdielen, dabei so im Banne unseres Zusammenseins ohne Vergangenheit und Zukunft, daß er meinte, es sei wie ein Rausch, aber die Angst, seine Gedanken und Wünsche zu Ende zu denken, zerschlug ihn völlig zum seelischen Wrack und verurteilte ihn zu vollkommener Resignation. Es war ein ungewöhnliches Bild seelischen Jammers, das sich mir da im Rahmen berückender Körperschönheit und Jugend darbot.

Die Resignation nicht traumatischen Ursprungs prägt dem Typ ihr Zeichen leicht in der Sucht nach Betäubung aller Art auf: die Glücklichen finden sie in der Arbeit, die besonderen Günstlinge des Schicksals darüber hinaus zugleich in der Inspirationserotik.

Wie der Normalmensch vom sexuellen Verlangen, so werden sie von dem Zwange zu schaffen, überfallen: Zunächst ist es ein übermächtiger, halb lust-, halb unlustbetonter Drang, der ohne klaren Inhalt und ohne klares Ziel das Individuum für Augenblicke vollständig beherrscht; es möchte innerlich aufjauchzen und wie zur Erleichterung mit Nietzsche in die Welt hinausschreien: „Schaffen, schaffen!" — flehend, gequält, triumphierend in Eins; es zittert vor der Übermacht des Gefühls, es wird ruhelos umhergetrieben; ja möglich ist, daß es in Zuckungen verfällt, sich auf dem Boden umherwälzt, um Erfüllung im Gebete ringt, oder auch unwillkürlich durch rein mechanische Einwirkungen Nervenreize erzeugt, von denen es in halber Bewußtlosigkeit geschüttelt wird: Dann tauchen plötzlich Gedanken und Kombinationen auf, und während es sich selbst wie körperlos erscheint, gestaltet es instinktiv, gewinnt immer mehr Distanz zum Werke, wittert geradezu den einzigen Weg zur Lösung und meistert die Ausdrucksmittel, als hätten sie in ihrer Sprödigkeit ihm nie zuvor höchste Qual verursacht.

So vollzieht sich das sexuelle Erlebnis, das mit der Lösung die wollüstige Freude am Schaffen und am Werke bringt.

Das Individuum weiß dabei aus Erfahrung, daß die Zurückhaltung sexueller Entladungen seine Schaffenskraft und sein Persönlichkeitsgefühl steigert. Das Liebesgefühl ist ihm fremd; es ist als ob es in seiner Seele keinen Raum für die Liebe gäbe, eben weil sie ein Opfer an Persönlichkeit bedeutet. Aber in ihm lebt der immer wache Sinn für das Charakteristische, für die Nuance, und dies bewirkt, daß sich ihm die Welt schließlich in lauter charakteristische Einzelheiten auflöst, deren Wahrnehmung zu einer Quelle dauernden, ruhigen Genusses wird: Es sieht die Welt im Spiegel seiner Seele und genießt ihr Bild als Stimmung.

Sein Dasein ist Erotik, die zwischen dem Orgasmus des Schaffens und dem Wohlgefühl der Stimmung schwankt.

In dieser Stimmungserotik aber liegt der Entwicklungskeim für andere Erscheinungen: für die sog. romantische Liebe, „die schließlich alle Lebensverhältnisse in die Emotionen der Liebe auflöst“, und die im Grunde Nervenkunst und nichts weniger als „Liebe“ ist; weiter auch für eine Neigung, für deren Entwicklung nicht die Geschlechtsunterschiede, sondern nur die Stimmungsfaktoren von Belang sind, welche sich aus dem Verkehr mit einem bestimmten Typus Mensch, sei er männlich oder weiblich; aus bestimmten Situationen (z. B. riskanten, abenteuerlichen) und der Ausnützung eines bestimmten Milieus (z. B. des Entrücktseins, des Natürlichen, des Raffinierten) gewinnen lassen.

Schließlich ist die Stimmungserotik die Erzeugerin von allerhand Seltsamkeiten, deren sexueller Ursprung niemals an der Oberfläche liegt: ich nenne das Sichtreibenlassen.

„Et je m'en vais
Au vent mauvais,
Qui m'emporte
Deçà, delà,
Pareil à la feuille morte . . .“

So sagt Verlaine: es ist Nacht, ein Schnellzug fährt in den Bahnhof ein, man weiß nicht wohin er geht, das gibt ihm die seltsame, unwiderstehliche Anziehungskraft, daß man einsteigt, sich forttragen läßt irgend wohin, an einen Ort, dessen Namen man nicht kennen will; ich nenne weiter den Verwandlungsdrang: heute im Dienste der Wissenschaft, morgen Arbeiter, Abenteurer, Bettler; heute im Salon, morgen in der Kaschemme; heute im Überfluß, morgen darbend; heute Herr, morgen Knecht; ich nenne schließlich jene Neigung, im Dunkeln an Körpern vorüberzustreifen, nur zwischen ihnen hinzuhuschen und die eigene vorstellungsleere Erregtheit, ziellose Begehrlichkeit, scheue, bange, zwingende Selbstgenügsamkeit der Umgebung zu suggerieren, in ihr zu wittern und zu genießen. In Berlin gab es einen besonderen Strich im Tiergarten, der dieser „envie de frôlement“ Befriedigung verhieß.

Alle der Resignation Verfallenen sind rastlos tätig, weil immer irgendwie auf der Flucht vor sich selbst oder zu sich selbst; nur in kurzen Augenblicken plötzlichen Besinnens fühlen sie, daß sie hoffnungslos im Dunkeln stehen, und gewaltsam streichen sie immer wieder den Gedanken aus der Stirn: „Und die Tage werden langsam gehen und müde weilen.“ Viele treibt es von Ort zu Ort, sie gehören zu den Vaterlandslosen, wie sie Herman Bang schildert, sie sind ruhelos wie die Rastlosen aber aus Unbefriedigung und zuweilen in den Klauen der Angst infolge der Unterdrückung des Triebes; was sie suchen, finden sie nicht, so gehen sie an den Schönheiten der Welt vorbei, die Heimatlosen, die zugleich Hoffnungslosen, denen Verlaines Wort nicht aus dem Sinn will: „Vouz sans espérance, mourrez sans souffrance!“ Nur wenige Auserwählte bringen es fertig, mit müder und fast süßer Schwermut wie Niels Lyhne oder gar mit festem, ruhigem, gütigem Blick dem Verzicht in die harten, unergründlichen Augen zu sehen, sich still und nicht ohne Größe zu bescheiden, am eigenen Fühlen nicht irre zu werden und, wenn sie dichterische Gaben besitzen, es wie Carl Schult noch im Tode zu preisen:

„Du wirst allein mir folgen in den Tod
Du stilles Wissen meiner tiefsten Not.
Du Hauch der Liebe, dran die Menschen sterben,
Du meiner Seele zitternder Gesang,
Du legst dich wie der Sonne Untergang
In Strömen Goldes auf zerbrochne Scherben.
Ach, einen Namen gebe ich dir nicht.
Auch du entquollst dem ewig frohen Licht,
Doch nur ein Fremdling bist du hier geblieben.
Schlaf ein mein Herz. Dein Leben geht vorbei.
Das sei dein Trost: Dann wirst du wieder frei.
Und grenzenlos darfst du dann wieder lieben!“

Sie können zu Kündern wahrhaft griechischer Liebe, zu Hütern reinen Eroskultes werden, wenn es ihnen gelingt, in sich selbst gesichert zu verstehen und zu genießen mit jenem Sinn für Stimmung und dem klaren Fühlen, daß sie sterben muß an dem Verlangen nach Besitz, mit der Lust am Suchen ohne Reue, am Finden ohne Ekel und mit der Fähigkeit zu jener Liebe, für die der Schatten einer Zärtlichkeit genügt, das Sicherkennen und -erfassen zweier Seelen zu begleiten, die für einander reif geworden sind.

Die Herrschaft des homosexuellen Komplexes, wie ich ihn vorstehend geschildert habe, bedeutet für den Mann lediglich eine Abwandlung der sexuellen Trieb e i n s t e l l u n g; das Geschlechtsgefühl dagegen ist beim homosexuellen Manne das gleiche wie beim weibliebenden: ein Reiz und er ist entflammt, und während er für Augenblicke den Verstand verliert, stürzt er sich auf seinem Opfer in den Abgrund orgastischer Verzückung, um plötzlich als ganz anderer Mensch ernüchtert zu erwachen mit einem aus Haß und Ekel leicht gemischtem Gefühl der Verachtung für sein Opfer! Nach einiger

Zeit ein neuer Reiz und das gleiche wiederholt sich zwangsläufig. Das Sexualgefühl des virilen Homosexuellen ist durchaus männlich, und das des femininen von Haus aus ebenfalls, nur ganz oberflächliche Beobachter können in der Hinnahme eine Hingabe sehen, auch wenn sie von alledem nichts wüßten, was ich über die Gleichheit der psychischen Wurzel jener Erscheinungen festgestellt habe, die sich in der Besitzergreifung des erregten Mannes und dem Aufsichwirkenlassen von dessen Erregung äußern. Die psychische Effeminierung des Mannes aber hat, wie die Erfahrung täglich zeigt, mit seinem Geschlechtsgefühl gar nichts zu tun; denn es kann trotz des Vorhandenseins aller „weiblichen" Eigenschaften überhaupt nie weiblich und braucht seinetwegen nicht einmal modifiziert männlich zu sein. Erst wenn die Abwandlung der sexuellen Triebeinstellung auf dem von mir beschriebenen Wege noch weiter fortgeschritten ist zur Konturerotik, zur Integritäts- oder Inspirationserotik, ferner von der Seite des Einzeleindrucks des Leidens her zum ausgesprochenen Masochismus, oder unter der Herrschaft der Idee der Milieuübertragung zum reinen Milieufetischismus, tritt eine vollkommene Auflösung oder Auslöschung des männlichen Sexualgefühls ein.

Völlig wesensverschieden von dieser Entwicklung ist die Entstehung der „weiblichen Homosexualität." Sie hat zunächst gar nichts mit dem weiblichen Sexualgefühl zu tun, das zudem absolut anders als das männliche geartet ist, beide schließen sich gegenseitig so vollkommen aus, daß hier irgendwelche Mischungen des virilen und femininen Elementes undenkbar sind. Die Annahme eines hermaphroditischen Ursprungs der Homosexualität ins Psychologische übersetzt ist platter Unsinn. Innerhalb des weiblichen Geschlechtsgefühls nun lassen sich deutlich drei Phasen unterscheiden, die erste ist die Phase des Insichversinkens, wie ich sie genannt habe. Um leichter verstanden zu werden, möchte ich von zwei persönlichen Erlebnissen ausgehen: Vor Jahren, als ich das Erdgeschoß einer Villa allein bewohnte, kam ich in einer schwülen Sommernacht spät nach Hause und fand die Tür mit der Sicherheitskette versperrt. Die alte Dame, welcher die Villa gehörte, bewohnte mit ihrer Gesellschafterin den ersten Stock; das Dienstmädchen schlief in einer Bodenkammer. Ich mußte, um ins Haus zu gelangen, klingeln; die Gesellschafterin erschien, schob die Sicherheitskette beiseite und entfernte sich sofort wieder. Als ich nun eben im Begriff bin, meinen Vorsaal zu betreten, merke ich, daß mir jemand folgt und erkenne zu meinem Erstaunen, daß es das Dienstmädchen ist, das soeben die Treppe herunterkommt, in meinen Vorsaal tritt und ehe ich mich überhaupt recht besinnen konnte, neben mir in meinem Zimmer steht. Es handelte sich um ein stark entwickeltes, recht hübsches und anständiges Mädchen von 16 Jahren. Infolge des herandämmernden Morgens war genug Licht im Zimmer, daß ich sehen konnte, wie es nur mit einem kurzen Rock und einem Hemd bekleidet war, das die Brust vollkommen freiließ. Es stand neben mir wie festgebannt und wimmerte leise wie wollüstig, es drängte sich nicht an mich heran, ich griff nicht nach ihm, in mir war plötzlich die Leere des kalten Beobachters: ich fühlte geradezu, daß es einem unwiderstehlichen Zwang zufolge neben mir stand und sich nicht vom Fleck rühren konnte und daß in ihm gar keine Spannung war, die unlustbetont etwa nach Entladung trachtete, sondern ein Insichversinken, dessen Ursache meine körperliche Nähe war. Ich weckte das Mädchen, indem ich das Licht aufflammen ließ und ging in das anstoßende Zimmer. Es verschwand lautlos, ich habe später die Szene mit keinem Worte erwähnt, wie ich auch früher dem Mädchen nicht den geringsten Grund zur leisesten Vertraulichkeit gegeben hatte.

Jahre danach hatte mich in einer Stadt, wo ich als Richter lebte, beim Mittagessen ein etwa 16jähriger Junge zu bedienen, der wegen seiner ungewöhnlichen italienisch anmutenden Schönheit geradezu auffiel. Ich merkte bald aus vielen Kleinigkeiten, daß er wie willenlos sich mir zuneigte; ich brauche wohl nicht besonders zu betonen, daß ich mich vollkommen unbefangen zeigte. Eines Tags wollte es der Zufall, daß ich ihm in einem Zimmer allein gegenübertrat, um ihm einen Auftrag zu erteilen: er steht unmittelbar vor mir, ich spreche auf ihn ein, da fällt mir plötzlich auf, wie er blutrot im Gesicht wird, die Augen krampfhaft verdreht und schließt, im Gesicht alle Zuckungen des Orgasmus deutlich zeigt und seinen Körper durch ein offenbar unwillkürliches Vorbiegen des Leibes mir nähert (ich hatte übrigens nicht zu Unrecht vorher zufällig erfahren, daß er wegen „Blasenkrankheit“ in Behandlung war, wobei der praktische Arzt sicher nichts davon ahnte, daß die Enurese seinem Patienten die Ejakulation ersetzen mußte). Ich fand die gleichgültigste Miene von der Welt, die keine Verlegenheit aufkommen ließ, dachte an die Szene mit dem Mädchen und wußte plötzlich, wie verschieden beide gefühlt hatten: Der Junge wollte gepeinigt von seinem Trieb im Orgasmus die körperliche Berührung oder besser in der Berührung den Orgasmus; das Mädchen dagegen trieb es durch einen Bann in jenes rätselhafte Insichversinken. Seitdem mir dieser Unterschied klar war, richtete ich meine Aufmerksamkeit darauf, ob ich bei Schaffung gleicher psychischer Bedingungen als beobachteter Teil wohl in der Lage sei, dieses Empfinden unwillkürlich und reflexionslos an mir selbst festzustellen. Wenn richtig war, daß irgendein Streben nach körperlicher Berührung nicht in dem triebmäßigen Verlangen des Mädchens begründet lag, so mußte ich also, um die gleiche psychische Bedingung bei mir zu schaffen, zunächst in Beziehung auf Personen, die mich sexuell anzogen, so stark von der Unmöglichkeit des körperlichen Besitzes überzeugt sein, daß ich mir allmählich jenes Strebungsgefühl vollständig wegsuggerierte. Das gelang insoweit wenigstens, als ich wirklich einmal in der Nähe eines solchen Körpers, während ich gar nicht an meine wissenschaftlichen Fragen dachte, ganz unwillkürlich und reflexionslos nichts anderes fühlte, als eine Kraft, die gleichsam durch die Nähe jenes Körpers hervorgerufen in mir erstand, wuchs, mich ganz ausfüllte, in sich völlig geschlossen blieb in einem wallenden, weder lust- noch unlustbetonten, aber von einer gewissen latenten Spannung begleiteten ungeheuer gesteigerten Eigengefühl, das schließlich in sich zerging, während ich noch einen Augenblick wie gebannt durch die Nähe des Körpers gleich einem

Abwesenden dastand. Wie immer registrierte der beobachtende Teil genau diese Feststellungen: ich war plötzlich davon überzeugt, daß ich genau so gefühlt hatte wie damals jenes Mädchen. Eine andere Überlegung kann mir übrigens nur bestätigen, daß das Sexualgefühl des Weibes ganz im Gegensatz zu dem des Mannes in wesensverschiedene Phasen zerfallen muß und zunächst eine scharfe Zäsur zwischen der Phase des Insichversinkens und der durch die Berührung mit dem Manne eingeleiteten orgastischen Phase besteht; denn wäre es anders, dann bliebe die Angst der Hysterischen vor dieser Phase ganz unverständlich; Angst kann spontan entstehen, oder von Vorstellungen ausgelöst werden, der Trieb an sich ist dagegen überhaupt nicht gefühlsbetont, sondern ursprünglich, unwillkürlich, unmittelbar und unbewußt, die Hysterische könnte also gar keine Angst vor der orgastischen Phase ihres Sexualtriebes haben, wenn er sich mit dieser etwa so wie beim Manne geradezu identifizierte; es könnte höchstens Angst vor der Triebäußerung und der Betätigung eintreten, das aber ist psychologisch etwas ganz anderes. Das Bestehen jener Phase des Insichversinkens habe ich dann auch später im Verkehr mit anderen Mädchen wiederholt bestätigt gefunden. Keiner besonderen Begründung bedarf es, daß infolge des Hindurchgehens der Frau durch die orgastische Phase ihr Sexualgefühl gegen früher sich ändert, sie löscht die erste Phase allmählich aus, wird nun ganz vom Manne abhängig, und aus dem Zwang ambivalenten Fühlens, das gegen den Pol der Erduldung von Gewalt den andern der Gewaltausübung setzt, vermag der Wunsch zu entstehen: „Nur einmal Mann sein können!“ Verkümmert und vielleicht auch ganz zurückgedrängt werden kann jene erste Phase aber auch durch die angeborene oder anerzogene Übermächtigkeit der erotischen Phantasie, durch das künstlich gezüchtete und hinaufgeschraubte Lechzen nach Erlösung, wie die zur Tollheit steigerbare quälende Sehnsucht nach orgastischer Wiederholung. Nichts mit „weiblicher Sexualität“ hat natürlich das mechanisierte Erdulden des Beischlafs zu tun, das ja bekanntlich vielfach erst durch das Bestehen von Frigidität überhaupt möglich wird, oder die in die Form der Attacke verzerrte Hingabe der nymphomanisch Veranlagten.

Die erste und ursprünglichste Phase weiblicher Sexualität ermöglicht nach ihrem Charakter, daß ein Weib denselben Mann dauernd und unbeirrt „lieben“ kann bis zu jener seltsamen Einseitigkeit, die sich in dem Goetheschen Wort ausspricht: „Wenn ich dich lieb, was geht's dich an!“ und ihm zuliebe schließlich den Schritt in die orgastische Phase wie in ein wenn auch nicht gefürchtetes, so doch gescheutes Neuland wagt und vielleicht glücklich übersteht. Echt weiblicher Sexualität entspricht es nämlich, daß das lustbetonte Erlebnis gesteigerten Eigengefühls der ersten Phase sich zu jener orgastisch empfundenen Selbstentäußerung der zweiten wandelt, zu jener Opferbereitschaft, die Zweck und Ziel nur aus sich selbst heraus kennt, zu jenem glückseligen Sklaventum, das in die milde und innerliche, aber dabei doch eigenwillige und selbstbewußte Gewalt der Mutterschaft, der dritten Phase weiblichen Geschlechtsgefühls, ausmünden kann.

Aus dem Charakter der beiden ersten Phasen ergeben sich zugleich von selbst alle verwickelten Gestaltungen weiblichen sexuellen Fühlens, die dem Unkundigen immer rätselhaft bleiben müssen: Die Überspannung der ersten Phase zur Entartung ausgesprochener Integritätserotik, welche das Eigengefühl durch den lustbetonten Zwang zum Sichversagen, zum Niemalsunterliegen ins Maßlose steigert und zugleich Angst vor der orgastischen Phase erzeugt; die Verkümmerung der ersten Phase bis zu dem Grade, daß das natürliche Hinübergleiten in die zweite überhaupt in Frage gestellt und diese zu weiter nichts als einem zweifelhaften Abenteuer herabgewürdigt wird, dessen mehr oder weniger glücklicher Ausgang allein von der Virtuosität des Zusammenspiels, d. h. also von besonderer Kunst und besonders tauglichen Instrumenten abhängt, dessen Ausgang — psychologisch gesehen — sonst aber wie automatisch Verwirrung, Widerwillen, Verachtung, Haß und Ekel erzeugt; schließlich das Fehlen der ersten Phase und damit das Bestehen einer natürlichen Frigidtät, wie aber auch jene seltenere unnatürliche Frigidität, die dadurch charakterisiert ist, daß die ganze Quintessenz „der Liebe" lediglich im Schleimhautkitzel liegt.

Aus der Natur des weiblichen Geschlechtsgefühls erklärt sich ferner, daß sich seine Auflösung und Auslöschung viel leichter und schneller vollzieht als diejenige des männlichen; die erste Phase bringt ja schon wesensmäßig eine Intensivierung des Ichgefühls mit sich, diese aber trifft in den meisten Fällen, wo sich das gesteigerte Eigengefühl zu orgastisch empfundener Selbstentäußerung verkehren möchte, auf den Zwang zur Drosselung jeglicher Triebbefriedigung und auf die daraus resultierende Überempfindlichkeit des Ichbewußtseins. Die Folge davon — sie darf übrigens nicht verwechselt werden mit der Umsetzung von Triebmäßigem in andere psychische Qualitäten, der natürlich das Weib genau so unterliegt wie der Mann, und der sich daraus ergebenden Entelementarisierung des Geschlechtstriebes — ist in allen Fällen eine erhöhte Bereitschaft und Fähigkeit zur Pflege und Ausgestaltung der Ichbeziehungen: mit einer in allen Steigerungen „wissenschaftlich" ausgeklügelten Körperkultur, einem Gestaltungsfanatismus für Hülle und Schmuck bei Paarung von Kunst und Raffiniertheit, Erfindungsgeist und Verrücktheit und einer Virtuosität, die toten Dinge der Umgebung „persönlich" zu gestalten, fängt es an, und mit der Anmaßung, in den Menschen der Umgebung allmählich auch nur tote Dinge zu sehen, sie nach Laune zu modeln und durcheinander zu bringen, darüber hinaus immer neue Gelegenheiten für diese Neigung zu schaffen, d. h. zu intrigieren, und schließlich Situationen für persönlichen Triumph schlechthin um jeden Preis zu gestalten, damit hört es vielleicht auf, wenn nicht die Kraft der angestauten Libido aus dem Unbewußten herauf wirkend die vollkommene „hysterische" Einstellung erzwingt. In beiden Fällen ist von vornherein das Hinübergleiten in die zweite Phase bis zur Unmöglichkeit erschwert und damit zwangsläufig neuer Anlaß für die Aufsaugung des Geschlechtsgefühls durch das Ich gegeben, und in beiden Fällen braucht die Entwicklung nur bis zu einem bestimmten Punkte fortzuschreiten, damit das Geschlechtsgefühl überhaupt erlischt. Solange es

freilich noch lebt und sich seinem Charakter entsprechend auswirkt, entfällt jede Möglichkeit für das Obwalten einer homosexuellen Neigung, weil psychologisch undenkbar ist, daß ein heterosexuelles Weib, das mit seinem ganzen Fühlen im echten Mutterschaftsinstinkt nach der herandrängenden zielbewußten Liebe des Mannes verlangt und ganz in dieser Liebe aufgeht, sich gleichzeitig ebenso passiv einem Weibe sexuell hingeben, oder gar plötzlich als Mann ein Weib lieben könnte. Es gibt schlechterdings keine psychische Brücke zwischen der weiblichen Heterosexualität und der weiblichen Homosexualität, und deshalb bleibt für den Psychologen gar nichts anderes übrig, als davon überzeugt zu sein, daß Ansätze einer Doppelneigung hier im Grunde weiter nichts bedeuten als echte Homosexualität neben mehr oder weniger glücklich maskierter Frigidität oder Heterosexualität neben Pseudohomosexualität. Gerade diese letzte Möglichkeit ist, wie die Erfahrung gelehrt hat, häufig genug: Zwischen Frauen mit echt weiblichem Sexualgefühl gibt es Verhältnisse, die nicht nur von weitem, sondern auch in der Nähe ganz „homosexuell“ aussehen. Dabei würden jedoch die Freundinnen, zwischen denen starke Vertraulichkeiten bestehen können, selbst am meisten erstaunt sein, für „homosexuell“ — immer vom männlichen Standpunkt aus verstanden — gehalten zu werden. Ich habe einmal auf dem Landsitz einer Dame, einer verheirateten Frau, die Männer liebte, erlebt, wie deren Freundin, ebenfalls eine verheiratete Frau, die außerordentlich elegant, lebenslustig und offen war, auf eine von mir beiläufig, aber absichtlich nicht beiläufig genug gemachte Bemerkung einhakte und mir ihre sehr interessante Meinung sagte; sie nannte „solche“ Verhältnisse mit einem rheinischen Ausdruck „fies“, d. h. nicht fair, weil dem weiblichen Empfinden widersprechend, und doch war sie selbst recht vertraut mit ihrer Freundin. Verstellung war ganz und gar ausgeschlossen, ich kam allmählich dahinter, daß es Frauen und Mädchen gibt, die ernstlich selbst bei sexuellen Vertraulichkeiten untereinander gar nichts finden, weil sie darin gewissermaßen überhaupt nichts spezifisch Sexuelles sehen und weil sich Mädchen, solange die Scheu vor dem Manne noch besteht, aus einem gewissen Solidaritätsgefühl heraus, zuweilen auch aus irregeleitetem Zärtlichkeitsbedürfnis zu ihresgleichen hingezogen fühlen; wie weit übrigens in dieser Richtung das Modulationsvermögen der Frau reicht, beweist der Ausspruch der Marquise: „Diener sind keine Geschlechtswesen“ — wieviel weniger Dienerinnen und Freundinnen. Sie liegen sich in den Armen und erzählen sich von den wirklichen Erschütterungen bei ihren Erlebnissen mit — Männern! **Erst wenn sich das weibliche Geschlechtsgefühl vollkommen aufgelöst hat, kann die Entwicklung einsetzen, welche ohne jede triebmäßige Bindung lediglich psychisch zwanghaft zur Herausbildung der homosexuellen Neigung führt.**

Schon 1912 in meiner Arbeit über Geschlechtstrieb und Verbrechen habe ich betont, daß für die Entstehung „weiblicher Homosexualität“ die Frigidität dem Manne gegenüber Voraussetzung sei. Für „berufene Fachsexuologen“ ohne jede Gabe der Empfindungsmathematik, die auch jetzt noch auf den Gedanken kommen könnten, ich „philosophierte“ nur über das Thema im luftleeren Raum, möchte ich ausdrücklich erwähnen, daß ich, durch eine seiner Zeit in Berlin berühmte Dame mit der Sphäre „weiblicher Homosexualität“ bekannt geworden, bisher nicht aufgehört habe, meine Beobachtungen fortzusetzen. Das einzige Problem für mich ist noch geblieben: Gibt es ein Weib, das auf die oben näher geschilderte erste Phase des weiblichen Geschlechtsgefühls vollkommen aufgeht, jene innere Kraft aber nicht durch den Mann, sondern durch ein anderes Weib auslöst? Das also ferner von vornherein dem Weibe verfallen ist, ohne sexuelle Vertraulichkeit zu wünschen, ja sie zu scheuen, wenn ihm der Gedanke daran nahegebracht werden sollte! Ich habe bisher von einem solchen Weibe noch nichts gehört. Sollte wider Erwarten aber eins gefunden werden, dann rate ich, sehr genau zu prüfen, ob es sich nicht doch etwa nur um ein schillerndes Blendwerk jener weiblichen Seelenverfassung handelt, die kurz und bündig heißt:

„La donna è mobile,
Qual piuma al vento,
Muta d'accento,
E di pensier!“ . . .

Zu dieser Vorsicht mahnt jedenfalls alles, was wir im übrigen an psychischen Tatsachen über „die weibliche Homosexualität“ kennen. Sie entspringt entweder der traumatischen oder der phantastischen Quelle:

Es gibt Frauen, die nichts für Männer empfinden — ob dies bei ihnen immer so war, bleibe ganz dahingestellt — und die von dem ihnen bewußten Drang beherrscht werden, irgendwelchen sexuell betonten Verkehr mit Angehörigen ihres Geschlechtes zu haben. Sie sind in Wahrheit frigid; haben sie jemals die erste Phase weiblichen Sexualgefühls durchlebt, dann ging es jedenfalls für immer unter, nachdem ihnen die Defloration zum traumatischen Erlebnis geworden war; die mechanisierte Erduldung des Beischlafs als Dirne womöglich in einem Bordell setzt dann eine psychische Entwicklung dahin in Lauf, daß der Akt, welcher von Haus aus für das Weib noch viel weniger ein psychisch bewußt komplexes Erlebnis sein kann als für den Mann, als zeitliches Nacheinander von Eindrücken gewertet wird, unter denen der Einzeleindruck der Gewaltanwendung immer aufdringlicher und ekelhafter hervortritt, bis aus dem unzählige Male bewußt erlebten Gegensatz zum Vergewaltiger die seelische Bereitschaft zur Herabsetzung des Typus Mann und zur Rettung des Selbstgefühls in der Hinneigung zum Typus Weib geboren wird; so entstand die sadistische Virtuosität — das ist natürlich etwas ganz anderes als Sadismus — und das „homosexuelle“ Empfinden jener früher in Berlin sehr bekannten Dame, die ich näher kennen lernte. Daß sie an ihrer Freundin Hosen liebte, ist besonders interessant: die Freundin war ein Mann und doch kein Mann! Alle „Erniedrigung“ wurde also nur erlebt, damit sie immer von neuem wieder in der Wollust der Rettung sterben konnte. Derartige Fälle sind nach meiner Erfahrung ebenso häufig, als sie für die „weibliche Homosexualität“ aus der traumatischen Quelle typisch sind.

Wer aber nun die „Gynandrische“ zitiert und glaubt, daß sie etwa aus wild gewordenem männlichen Sexualgefühl den Godemiché um ihre Lenden gürten und sich auf ihr Opfer stürzen kann, dem möchte ich entgegenhalten, daß irgendein psychischer Zwang ebensowenig Trieb ist, als jenes Werkzeug ein lebendiger Phallus!

Die große Leere, welche im Weibe entsteht, wenn es „die Liebe“ nicht kennt, jene Leere, vor der schon das Volkslied warnt:

„Besser, daß das Herz dir bricht
Von dem Kuß der Rose,
Als du kennst die Liebe nicht
Und stirbst liebelose . . .“,

die Leere will ausgefüllt sein. Ist nun das weibliche Sexualgefühl überhaupt nicht vorhanden, oder die Angst vor der orgastischen Phase übermächtig, dann kann sich der Drang nach menschlicher Vertrautheit nur dem eigenen Geschlecht zuwenden, wenn er nicht in der allzu kümmerlichen Phase der Besorgtheit um Hunde, Katzen oder Papageien stecken bleibt. Welch ein kurzer Schritt aber Zärtlichkeit und Liebkosung von sexueller Vertrautheit trennt und wie Gewohnheit bei einigermaßen zusammenstimmenden Partnern den psychischen Zwang zur Gefühlsentspannung nach der bestimmten Richtung schafft, ist allzu bekannt, als daß es noch besonders betont zu werden brauchte. Das suchende Verlangen hat aber an sich schon eine werbende, also aktive Nuance, und es wird schließlich allein vom Charakter der Partner im übrigen abhängen, wie die Rollen verteilt werden. Dabei ist es nur folgerichtig, daß die allmähliche Ausgestaltung der seelischen Bereitschaft zur Hinnahme schließlich zu einer immer ausgesprochener hervortretenden Maskulinisierung führt, da auch hier die psychische Kraft der Autosuggestion den Körper in Gang, Haltung, Bewegung, Ausdruck und Erscheinung überhaupt zu formen weiß.

Dazu kommt, daß es in der seelischen Struktur des Weibes liegt, bar auch nur der geringsten Fähigkeit psychischer Intuition, ein Spielball der Verknüpfung von Vorstellungen und Gefühlen zu sein, die in seltsamen Verschlingungen und Wirrungen rätselhaft erscheinenden Neigungen und Abneigungen die Bahn bereiten. Wer das phantastische Gewirr mit dem Begriff „neurotisch“ abtut, gewinnt dadurch noch nichts für das Verständnis manches jungen Mädchens, das schon frühzeitig davon überzeugt ist, nur in den Armen einer Freundin glücklich sein zu können, und das trotz alles sehnsüchtigen Suchens diese Freundin nicht findet, weil es einem Idol nachjagt, das es in Wirklichkeit gar nicht gibt, und dabei allmählich geradezu Furcht davor bekommt, ihm doch einmal plötzlich zu begegnen und vor den Zwang gestellt zu sein, es zitternd in den Armen zu halten. Übergroße Empfindlichkeit, die Neigung zu Illusionen und die Angst vor allem Wirklichen spinnen es dann nach und nach ganz in einen Leidensweg ein, von dem es kein Entrinnen gibt! Ich habe von einem solchen Fall einmal Näheres erfahren [1]).

---

[1]) Eine treffende Schilderung, die auch in diesen Zusammenhang gehört, findet sich in dem kürzlich bei Steegemann-Hannover erschienenen „Roman unter Frauen“: „Freundinnen“ von Maximiliane Ackers.

Glücklichere Genossinnen werden mit dem seltsamen Spiel der Verknüpfungen wenigstens insoweit fertig, als sie die orgastische Phase, wie sie von ihnen erlebt wird, weil sie ihnen niemals wirkliches Erlebnis werden kann, nämlich als Bündel ganz verschieden gefühlsbetonter phantastischer Eindrücke, in der Kultivierung derartiger Eindrücke zu einer lebendigen Quelle orgastischen Gefühls zu gestalten vermögen. Diese Eindrücke entwickeln sich naturgemäß von zwei verschiedenen Kernen her: dem Übermut des Angreifers (Phalluskomplex) und dem Vernichtungsgefühl des Besiegten (Deflorationskomplex), die aber gerade deshalb, weil sie überhaupt nicht als Erlebnis, geschweige denn als erlebte Gefühlseinheit empfunden werden können, gegeneinander gefühlsmäßig gewertet und ineinander gefühlsmäßig zergliedert, schließlich durcheinander zu den verschiedensten Eindrücken gefühlsmäßig verbunden werden. Die Angst vor dem angreifenden Übermut z. B. kann sich ebenso in der endlichen Identifizierung mit diesem Übermut, der männlichen Pose, lösen, wie in der Flucht vor dem Vernichtungsgefühl durch Hingabe an ein Weib, der weiblichen Pose; der Angriff kann weiter im Angreifer selbst, also im Phallus, auf alle mögliche Weise entwertet werden — hier öffnet sich der weiblichen Phantasie ein weites Feld — wie in der willkürlichen Ausschaltung jeden Vernichtungsgefühls (spontane Frigidität); Angriff und Vernichtung können schließlich gleicherweise verneint werden in der Tötung ihres spezifischen Inhalts bei Belebung und womöglich Übertreibung ihrer spezifischen Form, also in der Parodierung, welche dann ebenso um ihrer Voraussetzung wie um ihrer selbst willen lustbetont ist; ich erinnere nur an die bekannte Tatsache, daß der „inhaltlose" Angriff des weiblichen Partners mit gewaltigem Rüstzeug und die „inhaltlose" Vernichtung seines weiblichen Gegners mit einem besonderen Aufwand an Ekstase — vor diesem Rüstzeug in Szene geht.

Die Folge von alledem kann sein, daß jene Frauen in eine envie de boue hineingeraten, die bei aller Mannigfaltigkeit im Ausdruck doch eindeutig gegründet bleibt auf das Fehlen des Geschlechtsgefühls und der dadurch bedingten Gleichgültigkeit gegenüber der Liebe des Mannes, die Angst vor ihm oder die Sucht, der Genußunfähigkeit durch Mittel aufzuhelfen, welche die charakteristischen Bestandteile aller Reizmöglichkeiten gewissermaßen im Extrakt spezifischer Aphrodisiaka darbieten. Für derartig Veranlagte waren die Briefe des betriebsamen Leiters eines vor Jahren blühenden „Instituts" geschrieben, die ich bei der Berliner Kriminalpolizei gelesen habe, da war vom „minette" und „feuille de rose", vom Godmiché und „lecher le petit trou entre les cuisses" die Rede; da gab es alles nach Wunsch: die „Liebesschaukel" bedient von hübschen Mädchen im Backfischalter; das die gefürchtete Person des Mannes völlig austilgende wollüstige Spiel mit einer Art verbesserten ri-notama, wobei die begehrlich gemachten Nerven der Schleimhaut selbst den Kitzel des hervorgespritzten Strahls nicht zu entbehren brauchten: „das Unzulängliche", hier ward es wirklich „Ereignis"; nackte Dienerinnen, die mit Fessel, Peitsche und Striegel unter Zuhilfenahme schwarzer Dekorationen und religiös-mystischer Embleme, von benebelndem Weihrauch und Dornenkränzen die ebenso gefürchteten als ersehnten und ach so flüchtigen Schauer wollüstiger Schmerzen hervorzuzaubern verstanden; da waren männliche Wesen zu Zwergen und Gnomen verzerrt, die sich wie zahme Hunde reizen ließen: wie zeigte sich der gefürchtete Phallus doch glückbringend ungefährlich und minderwertig! Ein Triumphgefühl ohne gleichen, für welches das Weib auch sonst Sinn hat: Nun ist er „hin"! — „die wonnigste Musik für ein Frauenohr", um mit Grete Meisel-Heß zu reden! Im Sexualleben derartiger Frauen aber wird es zu einer Art überwertigen Agens, das sich in seltsamen Formen offenbart, um immer wieder anders ausgekostet zu werden: in der Freundschaft mit homosexuellen Männern, wonach deshalb stets mehr oder weniger bewußt der Sinn steht, in allem Spott, der mit phantastischen Nachbildungen der männlichen Geschlechtsteile getrieben wird, in der grotesken Pose, den Phallus selbst zu tragen und zu beherrschen, wie in der posierten Groteske, ihn in Kerzenform gepreßt am Schauplatz seines Wütens langsam zu verbrennen und diesem Autodafé in verhaltener Wollust „beglückt, verzückt, zwei Drittel schon verrückt" bei sich oder anderen zuzuschauen; schließlich auch in dem Drang, jenes Triumphgefühl im Liede zu verherrlichen. Bei einer der nur Eingeweihten zugänglichen Zusammenkünfte gleichfühlender Frauen, wo überhaupt der Mund in der Form unzüchtiger Gesänge des überzugehen pflegte, wes das Herz voll war, hörte ich unter anderem zur Laute singen:

„Schaut! Die Königin Christine
Hebt hübsch hoch die Krinoline,
Reizt den Papst zum Koitus!
Dieser ist in großen Nöten,
Klappert mit den heil'gen Klöten
Und seufzt leis: Non possumus!"

Ich glaube, hierzu ist nunmehr jeder Kommentar überflüssig! Das ist „weibliche Homosexualität" aus der phantastischen Quelle! In Hinblick auf die männliche Homosexualität kann sie kaum anders denn als Maskerade bezeichnet werden: hinter ihr steht, wie gesagt, keine triebmäßige Gebundenheit, sondern lediglich die Überkompensation des Gedankens der Befreiung vom Manne, die übermächtige Freude an der phantastischen Ausgestaltung dieses Gedankens und die Übersteigerung auch dieses Gefühls bis zur zwanghaften Übertreibung ins Groteske. Der Charakter des fundamentalen Unterschiedes aber, der zwischen beiden Erscheinungen obwaltet, ist nach meiner Ansicht besonders dazu angetan, den Wahn, psychische Phänomene mit Hilfe plumper Analogien aus der biologischen Rüstkammer begreifen zu wollen, als solchen in das rechte Licht zu stellen.

Was ich bisher geschildert habe, beruht ausschließlich auf Tatsachen der inneren Erfahrung und in keinem Punkte auf Schlußfolgerungen; an der Realität dieser psychischen Tatsachen kann nicht gezweifelt werden, sie sind erlebt und fügen sich durch ihren natürlichen Zusammenhang folgerichtig zum Bilde von der Entstehung der Homosexualität. Dieses Bild ist vollständig, es fallen beim Manne alle Erscheinungsformen triebmäßiger Einstellung hinein, und es läßt sich ihm kein anderes an die Seite stellen, es gibt nur diese Bahn für die Entwicklung homosexueller Triebeinstellung, und allein sie kann für die Frage entscheidend sein, ob begrifflich überhaupt von Homosexualität gesprochen werden darf, oder ob man nur homosexuelle Handlungen auf Grund anderer psychischer, also nicht triebmäßiger Ursachen, anzunehmen hat. Diese können in neurotischer oder psychotischer Veranlagung liegen. Ich bezeichne als Neurose eine individuelle Stellung zum Lustproblem, deren Eigenart darin besteht, daß die Lust zur widerspruchslosen Gefolgschaft und die Unlust zur unbedingten Flucht zwingt. Der seelische Mechanismus ist im ersten Falle kurz folgender: Im Anschluß an die Vorstellung von etwas Ersehnten wird intensive Lust empfunden. Die Intensität wächst mit der Reproduktion der Vorstellungen, dabei treten unlustbetont Zweifel an der Ermöglichung, ja die Überzeugung von der Unmöglichkeit des ersehnten Erlebnisses ins Bewußtsein. Die Spannkraft und Intensität der Lust nimmt aber gerade deshalb weiter zu und verursacht schließlich, daß sich mit ihr Vorstellungen von solcher Plastizität verbinden, daß für das Individuum das ersehnte lustbetonte Erlebnis eintritt, d. h., daß es etwas objektiv zu erleben glaubt, was in der Außenwelt tatsächlich ohne Vorgang ist. Der Mechanismus im zweiten Falle ist verwickelter und nach der Bedeutung der Unlust als Hemmungs- oder Strebungsunlust verschieden; im ersten Falle wird die Unlust der Hemmungen, welche etwas Gewolltes nicht zur lustbetonten Tat werden lassen, dadurch beseitigt, daß die Erzeugung von Vorstellungen einsetzt, deren Gefühlsbetonung die Verbiegung des früheren Willens zur Tat in den entgegengesetzten psychischen Zustand der Ablehnung bewirkt; im zweiten Falle verursacht die Unlust, die sich an den Inhalt einer Vorstellung oder eines Vorstellungskomplexes knüpft, die Bildung von Vorstellungen, deren Inhalt sich nur aus der reflexartig einsetzenden und sich steigernden Flucht vor jenen Assoziationen erklärt und zu Willenshandlungen führt, in welchen es und die mit ihm verbundene Unlust seelisch ausgelöscht wird. Im ersten Falle erzeugt die sexuell betonte Liebe zur Mutter schließlich Haßvorstellungen, Haßgefühle und Haßhandlungen, im zweiten ist es möglich, daß sie zur plötzlichen seelischen Erschütterung und im Laufe ihrer weiteren Ausgestaltung zur psychischen Unmöglichkeit, Frauen sexuell zu lieben, zum horror feminae, zu homosexuellen Gedanken aus dem Gegensatz und schließlich zu homosexuellen Handlungen führt. In Reinkultur dürfte diese Entwicklung übrigens selten sein; denn wo das seelische Material schon so beschaffen ist, daß der Mechanismus der Neurose wirksam werden kann, dort ist sicherlich auch die Abwandlung der Triebeinstellung im fortgeschrittenen Maße erblich zu Hause; die Erfahrung zeigt ja, daß derartige Neurotiker meist nicht über eine elementare heterosexuelle Triebeinstellung verfügen; dann weckt und fördert die Neurose lediglich die homosexuelle Neigung. Nur nebenbei sei erwähnt, daß die besondere — keineswegs immer sexuelle — Einstellung auf die Mutter auch bei den nicht neurotischen Homosexuellen häufig zu beobachten ist, weil das homosexuelle Kind meist bestimmte, durch das Erlebnis der Homosexualität in Generationen geformte Charakterzüge, wie besondere Erregbarkeit, leichte Verletzbarkeit, übermäßige Gewissenhaftigkeit, Schamhaftigkeit und Ängstlichkeit aufweist, die in ihm ein großes Anlehnungsbedürfnis wachrufen, das es am leichtesten bei der Mutter befriedigt. Die neurotische Homosexualität, welche die Psychoanalytiker entdeckt haben, hat mit der triebgebundenen nicht das geringste zu tun, genau so wenig wie z. B. die psychotische: ist die Gefühlsdynamik so gewaltig, daß sie im Manischen automatisch Entspannungsvorstellungen erzeugt, deren Inhalt lediglich irgendwelchem Austoben der Erregung kongruent ist, dann kann er bei Gelegenheit natürlich auch homosexuelle Akte begehen, ebenso wie den Melancholischen die Tyrannis der Unlustgefühle zu der Überzeugung zu zwingen vermag, er müsse etwas wider seine Natur tun, nämlich homosexuelle Handlungen. Auch der Paranoiker, der infolge krankhaft gesteigerter Ichbeziehung und der daraus resultierenden Vorstellungen und Gefühle schließlich im Wahnsystem seiner eigenen Welt lebt, kann lediglich deshalb, weil er sich größenwahnsinnig als Pascha fühlt, seine Diener zur Duldung homosexueller Akte zwingen. Alles das hat, wie gesagt, nicht das Geringste mit der triebgebundenen Homosexualität zu tun. Wer wie Nachmansohn (in der im dritten Heft des X. Jahrganges der Zeitschrift für Sexualwissenschaft erschienenen Abhandlung: „Psychoanalytischer Beitrag zur Theorie der Homosexualität") ganz allgemein schreiben kann: „Die psychische Homosexualität ist demnach eine typische Zwangsneurose", der hat entweder selbst keine Ahnung von alledem, was ich ausgeführt habe, oder er versteht nichts davon; sein Urteil in jener verblüffenden Verallgemeinerung — sie ist, wie ich schon wiederholt festgestellt habe, eine besondere Stärke mancher Psychoanalytiker — mutet mich an wie das der Alten: die Erde sei eine Scheibe; sie sahen noch nicht weiter; tatsächlich könnte man aber mit demselben Recht, mit dem man schließt, weil die Neurose zu homosexuellen Handlungen veranlaßt, ist die Homosexualität eine typische Zwangsneurose, auch schlußfolgern, weil Schwachsinn zum Grasfressen veranlaßt, ist der grasfressende Schwachsinnige ein typisches Kaninchen. Richtig ist am psychoanalytischen Standpunkte, daß er die Homosexualität auf psychischem Wege zu erklären sucht, einen anderen Weg gibt es auch gar nicht für die Erkenntnis eines Phänomens, das für uns durchaus der inneren Erfahrung angehört: Die Bedingungen der Triebkraft und des Triebmäßigen überhaupt mögen noch vom physiologischen Standpunkt erörtert und zum Gegenstand erkenntnisfördernder biologischer Betrachtungen gemacht werden können; für die Triebeinstellung aber als höchst verwickelten, wandelbaren psychischen Vorgang, ist dies vollkommen ausgeschlossen, hält es doch schon schwer, wie ich auch aus der Arbeit Kronfelds: „Der konstitutionelle Faktor bei sexuellen Triebanomalien"[1]) herauslese, dort über Anfänge im Wissen überhaupt hinauszukommen. Zunächst müßte doch erst einmal glaubhaft dargetan werden, welche endokrinen Besonderheiten denn beim Vorliegen offenkundiger Homosexualität aufzutreten pflegen. Solange man das nicht vermag,

---

[1]) Vgl. Zeitschr. f. Sexualwiss., Bd. 8.

hängen alle Behauptungen in der Luft, und dabei ist es höchst fraglich, ob man es jemals können wird, wenn schon Zweifel daran bestehen müssen, daß der Parallelismus auch für das Spezifische jeder seelischen Entwicklung mit Recht überhaupt postuliert werden darf. Daß Kronfeld gleichwohl in dem von ihm zum „Handwörterbuch der Sexualwissenschaft" gelieferten Beitrag über Homosexualität „das konstitutionsbiologische Wissen" unentwegt in den Vordergrund rückt, kann bei ihm als Mitarbeiter Hirschfelds nicht weiter wundern, daß er aber der Psychologie daneben keinesfalls gerecht wird und nicht eingedenk dessen, daß der Sexuologe da, wo er Psychologe sein m u ß, im Interesse der Wissenschaft grundsätzlich nicht Scheuklappen des Fachdünkels oder gar Cliquengeistes tragen darf, natürlich auch nicht andeutungsweise erwähnt, was ich vielleicht doch Erkenntnisförderndes herausgebracht habe, macht seine Ausführungen weder richtiger noch vollständiger. Die biologischen Feststellungen Hirschfelds und Steinachs, die Körpermessungen, über welche Weil in seiner Arbeit: „Geschlechtstrieb und Körperform" [1]) berichtet, ihre Richtigkeit und allgemeine Bedeutung vorausgesetzt, vermitteln höchstens eine Ahnung von einer gewissen konstitutionellen Bedingtheit sexualpsychischen Lebens; über dieses selbst vermögen sie aber nichts zu sagen; hier sind nur mit Hilfe der psychosexuellen Intuition Resultate zu erzielen, befinden wir uns doch auf einem Gebiete, welches lediglich durch die „innere Erfahrung" als Erkenntnisquelle zugänglich wird. Denn es ist eigentlich selbstverständlich, wenngleich es viele nicht einzusehen vermögen, daß psychische Vorgänge — und um solche handelt es sich allein — n u r dadurch geklärt werden können, daß ihre Bestandteile und — weil diese lediglich infolge ihres spezifischen Charakters überhaupt in jene Beziehungen zueinander geraten konnten, deren Gesamtheit den von vornherein unerklärlichen Vorgang darstellt — damit zugleich auch von selbst eben die charakteristischen Zusammenhänge jener Bestandteile i n t u i t i v erkannt werden. Dazu bedarf es zweifellos einer ganz bestimmten Anlage; der Anlage, psychische Möglichkeiten an sich zu entdecken, in ihnen aufzugehen, zu ihnen Distanz zu gewinnen, ihr Ineinandergleiten zu merken, damit ihre Beziehungen untereinander zu überschauen und sie schließlich in allen verwandten und denkbaren Nuancierungen wiederzufinden.

Eindrücke, die von außen kommen, können den Wert haben, jenen Mechanismus in Lauf zu setzen, wie ich aus meinem häufigen Verkehr mit Sittlichkeitsverbrechern aller Art weiß. Sollen die Eindrücke aber eine Bewertung erfahren, dann müssen sie eben einen Maßstab bereits vorfinden: die sie erzeugte, war irgendeine Seele; w i r k l i c h wurden sie erst in der anderen. Jene kann meist nur sagen: „Erst war es vorher, dann war es plötzlich nachher, dazwischen gab es einen Ruck!"; diese wird von der bestimmten Vorstellung getroffen und sofort rücken andere Vorstellungen von ihr ab, Vorstellungen, die sicher schon in Tausenden entstanden und untergegangen sind und jederzeit in Tausenden wieder entstehen und verschwinden können, die aber in i h r wie in einem Brennpunkte

[1]) Vgl. Zeitschr. f. Sexualwiss., Bd. 8.

zusammengehalten und verbunden ein Bild geben, das eben nur gerade deshalb eins ist, weil es viele Einzelheiten, die zusammengehören, auf einmal sieht — wie draußen und fern von sich. Und darum übrigens schafft sie und erschafft nicht; ihre Tätigkeit hat gar nichts mit der Phantasie zu tun, die mit dem Bewußtsein der Unwirklichkeit arbeitet; auch gar nichts mit dem Gefühl, das ursprünglich, unwillkürlich, unbewußt entsteht und vergeht; diese Tätigkeit ist Empfindungsmathematik, wie ich es genannt habe [1]), ist das bewußte Erleben psychischer Resultate und deren verstandesmäßige Verarbeitung.

Ihr Material ist, wie man sieht, nicht aus metaphysischen Spekulationen gewonnen, sondern aus der „inneren Erfahrung", und bei der Verarbeitung wird nicht mit Schlüssen operiert, sondern lediglich mit der Aufdeckung von Zusammenhängen, die in dem Charakter der einzelnen klaren Erfahrungstatsachen begründet gar nicht hätten gefunden werden können, wenn sie eben nicht wirklich da wären.

Psychosexuelle Intuition hat auch nichts mit „Einfühlung in fremdes Seelenleben" zu tun, setzt auch nicht die nach Bärwald weiblicher Anlage eigene „allopsychische Tendenz" voraus; sie ist vielmehr charakterisiert durch die Fähigkeit, zu dem eigenen Seelenleben solche Distanz zu gewinnen, daß der beobachtende Teil der Persönlichkeit dem beobachteten nicht nur überhaupt und unablässig, sondern geradezu fremd und fühllos gegenüberstehend aus dem, ich wage zu sagen — mechanischen Ablauf von Verknüpfungen Material erlangt für eine rein verstandesmäßige, kritische Verarbeitung von Vorstellungsinhalten und spezifischen Zusammenhängen dahin, daß eben mit Hilfe einer aufs höchste gesteigerten Assoziationsfähigkeit als Bild, d. h. als seelischer Komplex, gesehen wird, was sonst nur ein Bündel von Vorstellungen und Verknüpfungen bleibt. Diese Fähigkeit kann sich aus sich selbst heraus, ich wage nicht, „durch zweckentsprechende Schulung" zu sagen, steigern, bis sie das Seelenleben beherrscht: Unbefangenheit gibt es dann ebensowenig mehr als Grauen, aber der Beobachter (oder war es der Schatten des Beobachteten?) mußte doch und vielleicht gerade darum durch die ganze Hölle der Gefühle hindurch, damit er zusammengehämmert nach seiner Bestimmung die Härte in den Blick bekam, welche nötig ist, um nur das Auftauchen und Ineinandergleiten psychischer Phänomene wahrzunehmen und sonst nichts. Kann aber diese Fähigkeit überhaupt da sein, ohne daß es zugleich eine verwirrende Fülle seelischen Inhalts zu bewältigen gibt? Ich meine nicht; denn das aufs höchste gesteigerte Assoziationsvermögen, welches eine Voraussetzung für die Wirksamkeit jener Fähigkeit bildet, ist eben gleichzeitig die unermüdliche Schöpferin immer neuer psychischer Inhalte, und dann glaube ich zu wissen, daß sie unter den verschiedensten Bändigern für die Fülle der Gesichte insofern der vollendetste ist, als sie das Material selbst kennen lehrt, das wir sind! So kommt es, daß diese Fähigkeit tatsächlich

[1]) Zuerst bei dem Versuche zur Psychologie des Juristen in Westermanns Monatsheften 1912, H. 9, S. 409 f.

verursacht, daß sich das Individuum in der eigenen Seele klar wird über die Möglichkeiten der Menschenseele überhaupt und daß es aus charakteristischen Äußerungen anderer die psychischen Zusammenhänge richtig erschließend dann die früheren Resultate immer nur bestätigt findet. Durch „Einfühlung" aber Resultate gewinnen zu wollen, halte ich erkenntnistheoretisch für Charlatanerie! Durch Einfühlung läßt sich eigenes Fühlen höchstens bis zu einem gewissen Grade leiten, niemals aber ein erkenntnistheoretisch einwandfreies Material erlangen für jene rein verstandesmäßig kritische Bewußtmachung des Charakteristischen der verschiedensten erlebten und wieder erweckten Verknüpfungen zur Erzielung neuer, in bezug auf jenes Charakteristische komplexerer Assoziationen, worin psychische Intuition wie gesagt zum andern Teile wurzelt. Auf diese Wurzel möchte ich noch besonders hinweisen, denn hier ist es unbedingt erforderlich einzusehen, daß alle Gestaltung lediglich aus der zwingenden Kraft des Assoziationsablaufs erfolgt und im letzten Grunde nichts anderes als die nach der inneren Erfahrung für uns einzig mögliche Erkenntnisform des Erlebens selbst bedeutet.

Jede Förderung der Erkenntnis unseres Sexuallebens ist also unerbittlich auf das kalte Auge psychosexueller Intuition gestellt. Die Fähigkeit dazu ist aber nicht nur die einzige Möglichkeit, sondern auch die einzige Voraussetzung zur Erzielung eines Resultats; es ist also ganz gleichgültig, ob das Individuum hetero- oder homosexuell empfindet, ob es Mann oder Weib ist, denn nicht auf den seelischen Inhalt kommt es an, sondern nunmehr kurz gesagt lediglich auf seine spezifische Bewältigung. Daß anscheinend nur wenige mit dieser Methode etwas anzufangen verstehen, kann an ihrer Richtigkeit, Wichtigkeit und Notwendigkeit nichts ändern. *Folgt man ihren Ergebnissen, dann stellt sich die homosexuelle Triebeinstellung als eine in unserer natürlichen seelischen Fortentwicklung liegende Erscheinung dar, die in einer klaren Kette seelischer Zusammenhänge lediglich die Wirksamkeit desselben Mechanismus offenbart, von der psychische Weiterbildung im Menschen überhaupt abhängt: Es handelt sich also nicht um einen „abnormen Sondervorgang" und seine „phylogenetische Wiederholung", sondern um eine seelische Entwicklung, die sich über unzählige, völlig in der Breite des normalen seelischen Lebens mögliche Ansätze lediglich durch die Macht des assoziativen Faktors, d. h. der Assoziabilität, der Reproduktionsfähigkeit und der gefühlsmäßigen Fixierung und Bindung auf dem Wege der Abstraktion und Komplexbildung mit dem Erfolge einer Erweiterung jenes Vorstellungskreises, welcher den die sexuelle Spannung lösenden Lustgefühlen assoziativ gehorcht, sowie einer gleichzeitigen assoziativen Verschiebbarkeit und endlichen Ablösbarkeit derjenigen Vorstellungen, welche den tatsächlichen Eintritt der Entspannung* gewährleisten, unablässig von neuem vollzieht und neben einer weitgehenden Entelementarisierung des Spannungsgefühls durch Umsetzung in andere psychische Qualitäten eine besondere, mit der Ausnützung passender Erlebnismöglichkeiten vertiefbare Eignung für die Wirksamkeit des assoziativen Faktors, eine besondere „reaktive Eigenart", sowie die Auslösung geeigneter Reize voraussetzt. Damit ist die von mir aufgestellte Theorie der bedingten Wandelbarkeit der orgastischen Fixierung kurz gekennzeichnet.

Daß die „Eigenart" sich ins Psychotische auswirken kann, hat mit der Homosexualisierung nichts zu tun, und es ist keinesfalls gerechtfertigt, z. B. schizophrene Psychosen mit der Homosexualität genetisch irgendwie in Zusammenhang zu bringen. Die Erfahrung hat im Gegenteil deutlich gezeigt, daß die besondere Eignung für die Wirksamkeit des assoziativen Faktors, die sich eben in der seelischen Labilität offenbart, und zur Ausbildung homosexueller Neigungen führen kann, durchaus nicht zu irgendwelchen psychotischen Auswirkungen zu führen braucht. Welcher innere Zusammenhang aber zwischen psychosexuellem Infantilismus oder irgendwelcher psychopathischen Entwicklung und der Homosexualisierung bestehen soll, ist mir unerfindlich; wer einen solchen Zusammenhang behauptet, müßte ihn jedenfalls psychologisch irgendwie begründen, da man das nicht tut und, wie ich glaube, nicht kann, scheint man mir wieder nur aus einem Nebeneinander psychischer Erscheinungen in durchaus unzulässiger Weise ein Abhängigkeitsverhältnis zwischen ihnen einfach zu „erschließen". Der „konstitutions-pathologische Standpunkt", den Kronfeld in seinem oben erwähnten Beitrag über Homosexualität vertritt, beruht, soweit er eine endokrine Besonderheit für die Homosexualisierung voraussetzt, auf einer höchst zweifelhaften Hypothese und soweit er die „geistig-seelische Eigenart", die sich eben in der Homosexualität ausdrückt, mit „Abweichungen bis ins Psychopathische hinein" in Zusammenhang bringt, auf einem Irrtum, es wird Kronfeld nicht gelingen, auch nur einen Schatten von Beweis für einen derartigen psychischen Zusammenhang zu erbringen; die Homosexualität ist nicht in der „Schizothymie" begründet und führt nicht zur „Schizophrenie", alle diese Erscheinungen setzen vielmehr höchstens das Wirken verwandter psychischer Kräfte voraus, können aber schon in ihren psychischen Formen nicht etwa als gleichwertige Äußerungen dieser Kräfte begriffen werden. Man muß eben beachten, daß es sich bei der Homosexualität lediglich um eine Erscheinung weitgehender Abwandlung der sexuellen Triebeinstellung handelt, daß, weil triebgebundene Vorstellungen und Gefühle besonders leicht differenziert erlebt und reproduziert werden, es keines Übermaßes an Steigerung der Verknüpfbarkeit und Beschleunigung der Verknüpfungen zur endlichen Herausbildung jener Abwandlung bedarf und daß bei alledem die Willenssphäre insofern völlig außer Betracht bleibt, als für den Antrieb ein physiologisch mitbegründeter Zwang zur Erzeugung von Vorstellungen bedeutsam ist. Ich meine, daß gerade deshalb die homosexuelle Neigung des Mannes an sich auch nicht mit denjenigen psychischen Erkrankungen in Verbindung gebracht werden darf, die auf einer übermäßigen Steigerung der Verknüpfbarkeit und der Beschleunigung der Verknüpfungen, der Gefolgschaft entsprechender gefühlsmäßiger Einstellung und der dadurch bedingten Beeinflussung der Willensbildung irgendwie beruhen.

Da nun bei einer bestimmten Entelementarisierung des Spannungsgefühls ein gewisser Grad von seelischer Labilität nach dem ermittelten klaren Zusammenhange, in welchem assoziativ der Akt als komplexes Erlebnis, seine Auflösung in Einzeleindrücke, die Herrschaft der Erregung, die mixoskopische Neigung und die virile und feminine homosexuelle Triebeinstellung stehen, unwillkürlich zur allmählichen Bewußtmachung der diesen Zusammenhang darstellenden Vorstellungsreihen führen muß, wird für den Umfang der Assoziation, ihre Sicherheit und vor allem für die endliche gefühlsmäßige Bindung vorwiegend der Grad jener Labilität, die natürlich durch das Erleben fortgebildet wird, entscheidend sein. Daß es sich gleichwohl nur um einen langwierigen seelischen Prozeß handeln kann, ehe der gefestigte homosexuelle Komplex entsteht, ist wohl jedem, der von psychischen Dingen etwas weiß, bei Würdigung der nach der inneren Erfahrung feststehenden Tatsachen klar: Schon ehe es möglich wird, daß der Einzeleindruck der Erregung im Akte besonders gefühlsbetont hervortritt, mußten bestimmte psychische Erlebnisse eine besondere Reaktionsfähigkeit schaffen, die vielleicht durch Generationen geworden ist. Und dann die Dissolution des geschlechtlichen Erlebnisses, die Phasen der Mixoskopie, des abstrakten Genusses der Erregung des Mannes, des Interesses an der männlichen Persönlichkeit bis zur extremsten Entwicklung der virilen oder femininen Neigung! Unzählige psychische Elemente müssen entstehen, sich mischen, untergehen, neu auftreten, sich anders treffen, wieder verschwinden, in anderer Zusammensetzung sich fortbilden, von neuem zerfallen, sich besonders glücklich (oder für das Individuum unglücklich — wie man will) vereinigen und weiter bilden, und in den Seelen unzähliger Menschen müssen diese Elemente geboren werden, wirken, sterben, von neuem erstehen und wirken, ehe sich immer zweckmäßigere Ansätze, immer zwingendere Verbindungen, immer deutlichere Gestaltungen zeigen, ehe die Grundlage fertig ist, auf welcher in der Psyche eines Menschen die homosexuelle Neigung entsteht. Ebenso klar ist es ferner, daß die fertige Anlage, weil sie intra vitam voraussetzungslos gar nicht zu entstehen vermag, irgendwie als feste seelische Disposition zur Abstraktion der Erregung oder zum homosexuellen Komplex vererbt sein muß, vielleicht nicht regelmäßig und selten vollkommen, sondern sprungweise und in Ansätzen, die sich dann je nach den Verhältnissen schneller oder langsamer weiter bilden. Darin liegt ja auch nichts Wunderbares; denn andere verwickelte seelische und geistige Anlagen pflegen auch mit uns auf die Welt zu kommen und sich dann, je nachdem früher oder später, mehr oder weniger zu entfalten. Nur die differenziert erlebte Erregung kann wohl bei jedem Geschlechtsreifen spontan, besonders unter dem Drucke der Abstinenz, im Gefolge von Neugierde und Variationsbedürfnis, sowie im jugendlichen Alter, solange Erfahrungen auf der festen Bahn heterosexueller Entspannung noch fehlen, zu gleichgeschlechtlichen Handlungen führen, daher die häufigen homosexuellen Akte unter der Herrschaft dieser und ähnlicher Bedingungen. Ob man dann schon von Homosexualität sprechen darf, ist, wie gesagt, ein Streit um Worte, mir genügt es, daß sich hier eine sexuelle Spannung in einer gleichgeschlechtlichen Handlung lösen kann. Ist die heterosexuelle Triebeinstellung dabei stark genug, die Alleinherrschaft zu behaupten, dann wird selbst die raffinierteste Verführung und günstigste Gelegenheit höchstens spontane homosexuelle Entgleisungen veranlassen; ist aber die Entwicklung einmal bis zur Abstraktion der Erregung oder gar zur Bildung des homosexuellen Komplexes gediehen, dann läßt sich auch daran nichts ändern, höchstens können sogenannte Heilungsversuche, die den Kenner der Entwicklung ebenso abwegig wie komisch anmuten, seelische Verwirrung anstiften. Für die richtige Beurteilung des Problems der Homosexualität ist also eine genaue Kenntnis ihres Entwicklungsganges und ihrer mannigfaltigen Erscheinungsformen unerläßlich. Wer die hat, findet es grotesk, dem Köhlerglauben zu verfallen, die homosexuelle Triebeinstellung sei in der sogenannten bisexuellen Anlage neben einer heterosexuellen als andere Komponente des gleichen somatisch wie psychisch bedingten Triebes a priori in jedem Menschen vorhanden gewesen und im normalen lediglich „atrophiert“ (Näcke, Stekel). Diese Fiktion ist nicht nur eine „nuda fictio“, die weitere Rätsel aufgibt (z. B. wie kann, wenn jeder Mensch bisexuell veranlagt ist, was doch die Erfahrung bestimmt ergeben hat, in jedem also die auf Herausbildung der Eingeschlechtlichkeit aus virilen und femininen Elementen gerichtete Tendenz wirksam sein muß, homosexuelle Einstellung ab origine überhaupt vorhanden sein, wenn sie nicht in mystischer Weise einfach vorausgesetzt wurde und jemals neben diesem Prozeß oder ihm entgegen wirksam werden? wie vollzieht sich andererseits die seltsame Atrophierung einer fertigen, verwickelten Anlage, die in allen wirkt? wie denkt man sich schließlich die Entwicklung im Weibe, das doch auch als Geschlechtswesen geworden ist, dessen „Homosexualität“ aber mit der männlichen nicht das geringste zu tun hat?), sondern diese Fiktion setzt sich zudem auch in schärfsten Widerspruch zu der nach der inneren Erfahrung feststehenden Tatsache, daß die Homosexualität des Mannes einen höchst verwickelten psychischen Komplex darstellt, der selten eindeutig und fest, dagegen häufiger in seinen verschiedenen Entwicklungsphasen in die Erscheinung tritt und überhaupt nicht den Trieb, sondern lediglich die psychisch fundierte Triebeinstellung angeht.

Die Hirschfeldsche Zwischenstufentheorie sodann will die Homosexualität als unmittelbares Produkt jenes Entwicklungsprozesses begreifen, der aus virilen und femininen Elementen somatisch wie psychisch zur Herausbildung der Eingeschlechtlichkeit führt; sie ist schon erkenntnistheoretisch unmöglich, weil sie Seelisches durch Somatisches zu erklären versucht; in Wirklichkeit ignoriert sie aber jenes nicht allein, sondern setzt sich zur inneren

Erfahrung in Widerspruch, gröblich z. B. zu der Tatsache, daß die feminine homosexuelle Einstellung a priori nicht das geringste mit der weiblichen Triebkomponente und dem weiblichen Geschlechtsgefühl zu tun hat, auch übersieht sie vollkommen den grundlegenden psychischen Unterschied in der Homosexualität des Mannes und des Weibes. Im einzelnen ist gegen diese Theorie folgendes vorzubringen:

1. Wenn Hirschfeld letzten Endes schließt: Da viele Homosexuelle somatisch und psychisch charakteristische Mischformen aus den den Vollmann und das Vollweib gestaltenden virilen und femininen Entwicklungselementen aufweisen, ist die Homosexualität eine in jenem Entwicklungsprozeß, der aus der Mischung viriler und femininer Elemente schließlich eingeschlechtliche Wesen schafft, begründete Erscheinung, also eine biologische Variante und eine sexuelle Zwischenstufe, dann kann nur betont werden, daß dieser Schluß logisch durchaus unerlaubt ist, nicht erlaubter als etwa der: Da es nur Stierkämpfer (Homosexuelle) spanischer Nationalität (mit Mischformen) gibt, kommen Stierkämpfe (Homosexualität) nur in Spanien (nur aus der Entwicklungstendenz der Mischform) vor; denn es ist klar, daß die Homosexualität ebensowenig gleich der Mischform gesetzt werden darf, als eben der Stierkämpfer gleich der spanischen Nationalität: das aber müßte erlaubt sein, damit der Schluß möglich wird:

Homosexualität = Mischform.
M i s c h f o r m = R e s u l t a t d e r E n t w i c k l u n g s t e n d e n z,
folglich Homosexualität = Resultat der Entwicklungstendenz.

Richtig kann dagegen nur gefolgert werden: Da viele Homosexuelle charakteristische Mischformen aufweisen, ist die in dieser Formenmischung sich widerspiegelnde charakteristische Entwicklungstendenz in den Homosexuellen wirksam.

Von einer durch die L o g i k gegebenen Gewißheit im Hirschfeldschen Sinne kann also keine Rede sein; im Gegenteil.

2. Aber auch die Erfahrung verhilft m. E. bei näherer Prüfung nicht einmal zu einer Wahrscheinlichkeit geschweige denn zur Gewißheit für die Annahme, daß, weil die charakteristische Entwicklungstendenz (wie ich nun kurz sagen will) sich gerade wirksam zeigt, wenn wir Homosexualität bemerken, beide in einem spezifischen inneren Zusammenhang stehen müßten. Denn die Existenz eines derartigen Zusammenhangs könnte doch von vornherein überhaupt nur wahrscheinlich werden, wenn sich der Charakter der Entwicklungstendenz gerade aus den wesentlichen Zügen der homosexuellen zerebralen Neigung wiedererkennen ließe; so etwa wie es bei den übrigen von Hirschfeld angenommenen Zwischenstufen der Hermaphrodisie, der Gynandromorphie und des (heterosexuellen) Transvestitismus der Fall ist: Der Hermaphrodit fühlt tatsächlich immer nur viril oder feminin (oder in vereinzelten Fällen, vielleicht weil hier die Entwicklungsfaktoren sich vollständig die Wage halten, „beides und keins"); der Androgyne fühlt im Grunde viril nur mit mehr oder weniger femininem Einschlag; die Gynandrische fühlt im Grunde feminin, nur mit mehr oder weniger virilem Einschlag; der heterosexuelle Transvestit fühlt ganz nach seinem Ge-

schlechte „normal“, nur mit der sich speziell in seinen Verkleidungsneigungen äußernden femininen oder virilen Note. Aber — der virile Homosexuelle, der fühlt weder viril im Sinne jener charakteristischen Entwicklungstendenz, noch auch feminin. Die virile Homosexualität läßt sich, wie ich immer schon betont habe, schlechterdings nicht aus einer Mischung viriler und femininer Elemente erklären, sie ist eben etwas ganz und gar Eigenartiges, und wenn man nun bedenkt, daß die feminine Neigung vielfach in demselben Individuum neben der virilen vorkommt, ja daß je nach dem Objekt die eine in die andere umschlagen kann, so darf man wohl von vornherein schon deshalb einige Zweifel daran haben, ob die feminine homosexuelle Neigung ab origine überhaupt etwas mit der „weiblichen Sexualität“ im Sinne der Entwicklungstendenz zu tun hat, oder nicht vielmehr der gleichen Wurzel entstammt wie die virile, welche wie gesagt mit dem besten Willen nicht in die Grundelemente der „männlichen“ und „weiblichen“ Sexualität aufgelöst werden kann, wie übrigens ebensowenig auch die Neigung des homosexuellen Weibes, sich passiv von einem anderen Weibe sexuell lieben zu lassen oder ein anderes Weib aktiv zu lieben.

Das Vorkommen von charakteristischen Mischformen wäre danach bei den Homosexuellen ebensowenig etwas Spezifisches für die Homosexualität, als es für die ausgeprägte Heterosexualität schließlich mehr etwas Spezifisches ist, bei welcher es in gleicher Weise nachgewiesen werden kann. Ich erinnere an die bekannte Tatsache, daß die weibischsten Männer häufig nicht nur nichts anderes als das Weib lieben, sondern geradezu toll auf Weiber sind. Denn im Grunde ist in der vollmännlichen Neigung gar nichts Weibliches, wie in der vollweiblichen nichts Männliches, und deshalb glaube ich — nebenbei bemerkt — daran, daß die echten Zwischenstufen der Hermaphrodisie und der Gynandromorphie, zu welcher auch der „heterosexuelle Transvestitismus“ gehören dürfte, lediglich durch eine Hemmung in jener Entwicklung zustandekommen, welche das zweigeschlechtliche Wesen zum somatisch und psychisch ausgeprägt eingeschlechtlichen wandelt.

Denjenigen aber, die hier auf das gleichzeitige Vorkommen der hetero- und homosexuellen Neigung in demselben Manne (die ich Doppelgeschlechtlichkeit genannt habe) hinweisen und meinen, darin zeige sich, daß die Homosexualität eine biologische Variante sei, muß ich wie früher immer wieder entgegenhalten, daß sie sich damit einer offensichtlichen anticipatio principii schuldig machen, indem sie das Unerklärte (eben die Homosexualität) einfach als gegebene Größe in jenem Entwicklungsgange voraussetzen, der aus virilen und femininen Elementen (zu denen aber wie gesagt die homosexuelle Neigung gar nicht einmal stimmt) zur Herausbildung eines bestimmten Sexualcharakters führt, und dann als Resultat aus jenem Entwicklungsgange wieder herleiten. In Wahrheit muß aber erst einmal der Ursprung der Homosexualität selbst klar sein, ehe jene Doppelgeschlechtlichkeit klar werden kann. Dazu kommt, daß es eine solche Doppelgeschlechtlichkeit beim Weibe überhaupt nicht gibt.

3. Eine erfahrungsmäßige Wahrscheinlichkeit für die Hirschfeldsche Annahme besteht aber nicht allein nicht, die Erfahrung weist einen anderen Weg: Wir sehen, wie das Sexualleben unter die Herrschaft des Einzeleindrucks der Erregung geraten kann: wir kennen Männer, die das Weib nur noch gebrauchen können mit der Vorstellung, ein anderer sexuell erregter Mann habe soeben mit ihm den Beischlaf vollzogen; wir nehmen wahr, wie die Vorstellung: ein Mann gebraucht ein Weib, zum Träger der Entspannung wird und zur Mixoskopie führt; wir erfahren, wie dabei naturgemäß die Erregung des Mannes, die sich dem Weibe zuwendet, im Grunde also der erregte Mann, in den Vordergrund des sexuellen Interesses geschoben wird; wie das Individuum dadurch von selbst dazu gelangen kann, zur Erzielung von Luststeigerungen die Vorstellung der sexuellen Erregung des Mannes, wie sie sich dem Weibe zuwendet, in der zweckmäßigen Ausgestaltung seiner Persönlichkeit wirksamer zu gestalten; wir sehen, wie infolgedessen die Person des Mannes zum ersten Male selbständiger als Objekt des sexuellen Wunsches hervortritt; wie es dann auf diesem Wege nicht ausbleiben kann, daß die Eigenschaften, die ursprünglich als Symbol für die Fähigkeit, das Weib zu erregen, erfunden worden sind, in natura interessieren und wie schließlich die Entspannung im Besitz eines derartigen Mannes, und zwar bezeichnenderweise gerade eines heterosexuellen oder im Besitz der männlichen Erregung in ihrem Wirkenlassen auf den eigenen Körper, also in der Hinnahme und später in der Hingabe erstrebt und erlangt wird.

Ich meine, wer mit einiger psychologischer Anlage und Schulung versehen ist, muß schon die Augen fest zudrücken, wenn er hier nicht Zusammenhänge sieht, die wirklich nicht erst „konstruiert" zu werden brauchen.

Dazu kommt, daß im letzten Entwicklungsstadium der fertigen Homosexualität noch deutlich genug Erinnerungen an diesen Entwicklungsprozeß selbst vorhanden sind, damit der Zusammenhang ja nicht vergessen wird; ich weise nur auf den typischen Hang zur Schaulust und die ganz unbestreitbare, ausgesprochene Neigung für mixoskopische Phantasien, auf das häufige Auseinanderfallen des somatischen und psychischen Sexuallebens, auf die Verquickung der virilen mit der femininen Neigung und auf die häufige Vorliebe gerade für den heterosexuellen Mann beim Homosexuellen hin.

Obendrein nehmen wir am Homosexuellen selbst intra vitam Wandlungen wahr, wie z. B. die Knabenliebe durch die Männerliebe abgelöst, an Stelle des heterosexuellen Partners der homosexuelle begehrt wird, die augenfällig darüber belehren, in welcher Weise die psychische Seite der Neigung sich umzubilden vermag, wie sie also nicht von vornherein festgelegen haben kann, sondern auf assoziativem Wege erst herangebildet worden sein muß. Darüber darf man sich nicht dadurch hinwegtäuschen lassen, daß das Endstadium, die fertige Homosexualität, wie das übrigens gar nicht anders sein kann, weil derartige Entwicklungen sich, wie gesagt, niemals innerhalb eines Menschenlebens abzuspielen vermögen, als angeborene „Disposition", als „fertige Anlage" auftritt. Es wäre ein völliger Trugschluß, daraus folgern zu wollen, daß die Homosexualität deshalb eine „biologische Variante“ darstellen müsse; die Erfahrung selbst zeigt uns in den einzelnen, oben näher dargestellten Entwicklungsstufen deutlich genug (und soweit die weibliche Homosexualität zur Beurteilung steht geradezu drastisch), daß das Gegenteil richtig ist. Weiter erleben wir ja aber auch, daß es „typische Lustmörder“, deren Sexualleben von Anfang an lediglich auf den Einzeleindruck der Gewaltanwendung aufgeht, Sadisten wie Masochisten, die seit frühester Kindheit nur der Quallust frönten, und, wie ich aus dem von mir im 60. Bande von Groß' Archiv veröffentlichten Falle gelernt habe, auch Fetischisten gibt, die niemals in ihrem Leben anders als eben „fetischistisch“ empfunden haben; wer aber wollte wagen, diese Neigungen als „biologische Varianten“ anzusprechen, und warum sollten, ja dürften wir bei der homosexuellen Neigung überhaupt mit anderen Entwicklungsmöglichkeiten rechnen, als dort, selbst wenn wir alles das nicht wüßten, was ich dargestellt habe?

Nach meiner Ansicht zwingt uns die Erfahrung im Gegenteil zu der Annahme, daß der Entwicklungsprozeß, der aus virilen und femininen Elementen somatisch wie psychisch die Eingeschlechtlichkeit schafft und in verschiedenen Phasen am Individuum offenbar werden kann, mit der Herausbildung der Homosexualität nichts zu tun hat.

Wie sollte es auch anders sein, wenn die mitgeteilten psychischen Resultate zwingende Äußerungen der inneren Erfahrung sind — und das sind sie! — und deshalb im Zusammenhalt damit jene von der Logik diktierten Erwägungen, die ich hier aus der Arbeit über Geschlechtstrieb und Verbrechen nur wiederholen kann, allgemeine Überzeugungskraft bekommen: „Für den Ursprung der Homosexualität lassen sich nur zwei Möglichkeiten denken, entweder man hält sie für eine originäre, von vornherein an Stelle des normalen Fühlens vorhanden gewesene besondere Veranlagung, oder man nimmt an, daß sie das Entwicklungsprodukt aus einem psychischen Grunde ist, aus welchem sich auch die heterosexuelle zerebrale Neigung zu bilden vermag. Lediglich für diese letzte Möglichkeit gibt die Erfahrung einen Anhalt in der Tatsache der ursprünglichen Zweigeschlechtlichkeit des Menschen. Denn sie weist darauf hin, daß jeder Mensch nicht nur körperlich, sondern auch psychisch den Keim für eine virile und feminine Entwicklung zugleich in sich gehabt haben muß. Dann aber könnte niemals von vornherein in irgendeinem Menschen die Möglichkeit einer heterosexuellen Entwicklung ausgeschlossen gewesen sein. Es fragt sich nun weiter, wie die homosexuelle Neigung auf dieser Grundlage entsteht. Auch hier sind wieder nur zwei Möglichkeiten denkbar, entweder man nimmt an, die natürliche Tendenz zur homosexuellen Entwicklung bestand von vornherein im Menschen selbständig neben der zur heterosexuellen, oder aber man erkennt nur eine selbständige Tendenz zur heterosexuellen Entwicklung an und begreift die homosexuelle Anlage als eine sekundäre Neubildung. Der ersten Möglichkeit würde der Charakter der Homosexualität selbst widersprechen, denn aus dem bisexuellen psychischen Ursprung könnte man immer nur die Entwicklung der virilen oder femininen Psyche begreifen; die homosexuelle Anlage ist aber mit keiner von beiden identisch, insbesondere auch nicht mit dieser; ihr Charakter kann vielmehr alles andere als feminin sein; auch ist sie nicht als Mischungsprodukt aus beiden faßbar, denn aus der Natur weder der virilen noch der femininen Elemente läßt sich erklären, wie der sog. virile Charakter jenen Grundzug haben kann, der weder viril noch feminin, sondern eigenartig ist. Deshalb kann es auch zwischen der ausgeprägt hetero- und ausgeprägt homosexuellen Anlage keine Zwischenstufe, kein Bindeglied geben, welches die Eigenschaften der einen in die der andern überleitet, sie schließen sich, wie gesagt, ihrem Wesen nach schlechterdings aus. Es bliebe also für die Bildung der homosexuellen Anlage lediglich die andere, oben aufgezeichnete Möglichkeit übrig: Danach hätte man anzunehmen, daß von vornherein im Menschen allein die natürliche Tendenz zur heterosexuellen Entwicklung wirksam war, und daß die Herausbildung der homosexuellen Anlage nur das Produkt einer späteren, von der heterosexuellen Anlage ausgehenden Entwicklung ist."

Die nach der inneren Erfahrung feststehenden Tatsachen, daß ein grundlegender Unterschied zwischen dem männlichen und weiblichen Sexualgefühl obwaltet, daß das homosexuelle Fühlen des Mannes ganz vom männlichen Geschlechtsgefühl beherrscht wird, das weibliche aber mit dem weiblichen Sexualgefühl absolut nichts zu tun hat und ein Mittelding zwischen „männlich" und „weiblich" hier überhaupt nicht vorkommt, vermögen die Richtigkeit jener Ausführungen nur zu unterstreichen.

Ich fürchte freilich, daß das, was der Psychologe als Wahn bezeichnen muß, eben der Homosexualität einen hermaphroditischen Charakter beizulegen, für den Biologen erst dann zum Wahne wird, wenn er jene „großen Zellen, die sich von den männlichen Pubertätsdrüsenzellen unterscheiden und im Aussehen und Bau den weiblichen Pubertätsdrüsenzellen nahekommen", auch in den Testes ganz heterosexuell fühlender Männer gefunden haben wird; daß dieser Zeitpunkt kommt, davon muß überzeugt sein, wer die Exaktheit der psychischen Resultate kennt und auf Grund der Erfahrungstatsache des psycho-physiologischen Parallelismus den Schluß wagt, daß, weil eben psychologisch betrachtet, die Homosexualität nichts anderes als eine in ihrer Entwicklung völlig klare Abwandlungserscheinung der sexuellen Triebeinstellung ist, das Vorkommen von F-Zellen in den Testes nichts für den homosexuellen Mann *und deshalb* etwas für den Mann überhaupt Charakteristisches darstellt.

Wer die psychischen Zusammenhänge kennt und richtig würdigt, vermag nur eine besonders bedauerliche Tatsache darin zu finden, daß die Mischung hetero- und homosexuellen Fühlens beim Manne jemals Forscher zu der Annahme verführt hat, sie müsse in der Bahn der Entwicklung liegen, die aus virilen und femininen Elementen ausgesprochen eingeschlechtliche Wesen schafft. Die „Hirschfeldsche Zwischenstufentheorie" ist vor allem schuld an diesem verhängnisvollen Irrtum, denn nichts hat m. E. den Blick für die Wahrheit so getrübt wie jene, in ihrer Unklarheit zunächst bestrickende Behauptung. Es wird schon so sein wie namhafte Biologen heute annehmen, daß „die Differenzierung der Geschlechtsdrüse nie absolut vollständig und durchgreifend ist, sondern nur entweder überwiegend männlich oder überwiegend weiblich und vielleicht jede Pubertätsdrüse einen Keim zur Bisexualität enthält"[1]); will man aber weiter kommen, so darf man, wie gesagt, zunächst nicht jene Mischung hetero- und homosexuellen Fühlens, die „Doppelgeschlechtlichkeit" in meinem Sinne, die eine Abwandlungserscheinung der sexuellen Triebeinstellung ist, mit der „Bisexualität" verwechseln, deren Entwicklungsbahn zu jener Eingeschlechtlichkeit führt, deren Krönung das ausgeprägt männliche oder ausgeprägt weibliche Sexualgefühl ist. Auf dieses Gefühl aber kann es für die Bestimmung des Geschlechtscharakters im letzten Grunde allein ankommen; denn daß es die beiden Pole der vollmännlichen Neigung, in der gar nichts Weibliches ist, und der vollweiblichen Neigung, in der gar nichts Männliches ist, überhaupt gibt, legt bereits die Vermutung nahe, daß eine Mischung des in der Entwicklungstendenz schon von Natur aus Gegensätzlichen gar nicht möglich ist, und wenn nun mit Hilfe psychosexueller Intuition tatsächlich klar wird, daß Männer mit weiblichem Sexualgefühl und Weiber mit männlichem Sexualgefühl überhaupt nicht vorkommen, sondern nur Männer, die sich weibisch, und Weiber, die sich emanzipiert gebärden, dann bleibt doch lediglich die folgende Alternative übrig: Entweder kommt ein ausgesprochenes Geschlechtsgefühl zustande, oder es fehlt; wenn es aber fehlt, dann ist es schon begrifflich ausgeschlossen, den erreichten Entwicklungsgrad, wie immer er auch aussieht, mit dem Maßstabe eines Entwicklungsstadiums zu messen, das jenem Grade gegenüber, wie gesagt, etwas völlig Fremdartiges ist, eben dem Maßstabe des ausgeprägten Geschlechtsgefühls. Tut man das dennoch, dann wird man ein Opfer plumper Analogie, indem man unmögliche Vergleichung zum Ausgangspunkt einer Wertung macht. Man wird sich also begrifflich darauf einzustellen haben, daß, wenn das ausgeprägte Geschlechtsgefühl vorhanden ist, das Vorkommen psychischer wie physischer Mischformen am Geschlechtscharakter jedenfalls nichts ändert, mag man sie als Hermaphrodisie, Androgynie, Gynandrie oder sonstwie bezeichnen, und daß erst, wenn das ausgeprägte Geschlechtsgefühl fehlt — beim männlichen Homosexuellen ist dies, um es nochmals zu betonen, n i e der Fall, auch der passivste Homosexuelle fühlt, wie ich dargetan habe, nicht anders als modifiziert männlich — und auch nicht erweislich zu extremen Abwandlungserscheinungen verändert ist, die Grundlage für eine Erörterung dahin vorliegt, in welchem psychologischen wie biologischen Zwischenstadium sich das betreffende Individuum befindet. Wie die Erfahrung zeigt, kann es charakteristische Mischformen aufweisen und doch über ein ausgeprägtes Geschlechtsgefühl verfügen, dabei kann es, soweit es sich um Männer handelt, homosexuell fühlen, es gehen dann in ihm Entwicklungsanomalie und Abwandlung der sexuellen Triebeinstellung nebeneinander her, Entwicklungsanomalie eben deshalb, weil trotz des ausgeprägten Sexualgefühls, das sich im homosexuellen Fühlen aus-

[1]) Vgl. Sand, Über moderne experimentelle Sexualforschung. Zeitschr. f. Sexualwissenschaft 1920, Bd. 7.

drückt, noch physische wie psychische Mischformen vorhanden sind, die bei einer vollendeten Entwicklung fehlen. Diese Vollendung liegt aber, wie gesagt, auch in der homosexuellen Anlage des Mannes, sobald neben ihr nach keiner Richtung hin physisch oder psychisch ein besonderer femininer Einschlag besteht, und sie fehlt, wenn er vorhanden ist, trotz der ausgeprägt heterosexuellen Beschaffenheit des Geschlechtsgefühls. Die Erfahrung belehrt uns, wie gesagt, selbst augenfällig darüber, daß die männliche Homosexualität niemals als Entwicklungshemmung, sondern allein als Entwicklungsplus begriffen werden kann. Erst recht trifft dies aber für die weibliche zu, die ja ganz im Gegensatz zu der des Mannes das Erlöschen des Geschlechtsgefühls voraussetzt und überhaupt nicht triebmäßig fundiert, sondern nur psychisch zwanghaft erscheint.

„Bisher sind nur die Geschlechtsdrüsen homosexueller Männer untersucht worden, mit nicht geringerer Spannung wird man ähnlichen Untersuchungen mit Bezug auf homosexuelle Weiber entgegensehen“ meint Sand. Nach dem, was mit Hilfe psychosexueller Intuition herausgebracht worden ist, wird der Befund unbedingt derselbe sein wie beim frigiden Weibe, vielleicht daß sich daneben nur noch Anzeichen von Degeneration finden.

Wie dem aber auch sei, die durch psychosexuelle Intuition gewonnenen Resultate können durch irgendwelches Ergebnis biologischer Forschung niemals in Frage gestellt werden, denn, wie oft gesagt, ist es schon erkenntnistheoretisch unmöglich, psychische Phänomene mit Hilfe physiologischer Tatsachen erkennen und begreifen zu wollen. Für Probleme der inneren Erfahrung ist die Psychologie allein zuständig. Sands Äußerung, nun wo die moderne Sexualforschung immer mehr in die Endokrinologie einbezogen worden sei, könne man sagen, „daß sie sich auf sicheren Bahnen befindet und dahin gebracht worden ist, wo sie rechtmäßig hingehört“, läßt sich deshalb nur ertragen, wenn man bewußt alles einmal lediglich unter dem Gesichtswinkel der Biologie betrachtet. Sollte damit aber gesagt sein, daß dieser Gesichtswinkel schlechthin der allein brauchbare ist, dann wäre es dem Biologen ähnlich ergangen wie dem Kurzsichtigen, welcher die Ferne verneint, weil er nur die Nähe sieht. Und diese Nähe ist übrigens gegenüber den Möglichkeiten der Ferne derartig grob gezimmert, daß es einem angst und bange werden könnte, wie über das Balkengerüst physiologischer Untersuchungen hinweg das verwickelte Gewebe psychischen Erlebens überhaupt erreicht werden soll! Es läßt sich nicht ändern, es ist eine tiefe Kluft befestigt, daß man nicht von dannen hinüberfahren kann! Damit soll freilich nicht in Abrede gestellt werden, daß Biologie und Psychologie voneinander lernen können, die erste Frage von Bedeutung bleibt aber, an welchem Ufer man steht!

Vollständig müßig ist es, den Sinn für Empfindungsmathematik zu beargwöhnen. Dabei kommt nichts heraus. Er bleibt eben, schon rein erkenntnistheoretisch bewertet, das einzige Mittel zur Sammlung psychologischer Erkenntnisse und damit zur Bereicherung unserer Seelenkenntnis überhaupt. Verständlich ist mir freilich, wie ich nicht verschweigen möchte, diese Beargwöhnung stets gewesen; denn wer von diesem Sinn nichts hat und nichts weiß, kann sich von seiner Existenz und Wirksamkeit wohl kaum ein Bild machen, auch nicht, wenn er ein bekannter Professor, Medizinalrat, Nervenarzt oder „Fachsexuologe“ sein sollte; der muß dann zu seiner Beruhigung etwas von „unbewiesen“ und von „Konstruktionen“ [1]) reden und wird gar nicht merken, wie schlecht er sieht und wie er nichts von dem Leben empfindet, das eigentlich nur ganz einfach in die beargwöhnten Worte gefaßt worden ist.

Daß derjenige, welcher sehr viel von diesem Sinne hat (wie ich aus der Erfahrung weiß, müssen das recht wenige sein), der eben in seiner höchsten Ausbildung vielleicht auch schon etwas jenseits des Gipfels liegt, wo der Aufstieg in den Bereich der Entartung gerät—, daß derjenige eigentlich nicht allzuviel zu „erleben“ braucht, um in allen Möglichkeiten Bescheid zu wissen, wird denen, die mich überhaupt verstehen, wohl klar sein. Die eigene Psyche gibt eben überhaupt nichts her, was nicht auch in anderen möglich wäre; was sie aber in den Zusammenhängen klar hergibt, sind immer nur Glieder in einer gewaltigen Kette, die von selbst weiterlaufend das psychisch Mögliche wenigstens in seinen Voraussetzungen nach und nach erschöpft; und in der Existenz jedes so bewußt erlebten Zusammenhangs liegt zugleich seine Existenz**berechtigung**, weil er in einer Sphäre, in welcher es überhaupt nur Zusammenhänge gibt, nicht möglich gewesen wäre, wenn er sich nicht irgendwie in die Kette jener Zusammenhänge einordnete, aus denen die betreffende Menschenseele und damit ein Teil der menschlichen Seele überhaupt besteht. So wird für manche Menschen tatsächlich möglich, daß sie von sich aus längst erlebt haben, was ihnen das Leben an anderen in bunter Mannigfaltigkeit als wirklich später immer nur **bestätigen** kann; so wird aber zugleich weiter möglich, daß sich aus diesen Bestätigungen von selbst auch der richtige Schluß auf die in den anderen wirksamen Zusammenhänge ergeben muß. Ein bekannter Psychiater, bei dem ich Vorlesungen hörte, sagte einmal, ein guter Irrenarzt müsse alle geistigen Erkrankungen erlitten haben, wenn er sie richtig beurteilen wolle; ich bin heute davon überzeugt, daß er das auch nur kann, wenn er in meinem Sinne „Empfindungsmathematiker“ ist. Ist er das aber, so kommt er schließlich dahin, daß ihm der Fall, der sich ereignet, nichts anderes sagt, als daß eben richtig ist, was er schon längst wußte, und dahin, daß er aus der Wahrnehmung eines Symptoms ohne weiteres richtige Zusammenhänge konstruiert.

Wer andererseits von diesem Sinne nichts besitzt, dem muß nach alledem jedes wirkliche, innerliche Verständnis abgehen, wenn es sich um die Beurteilung irgendeines psychischen Daseinskomplexes handelt, wie z. B. von perversen Neigungen oder auch der Homosexualität; er lernt seine Beobachtungsobjekte, und mögen sie noch

[1]) So hat es z. B. Kötscher fertig gebracht als Psychiater, der sich, wie die Veröffentlichung einer Schrift über das Erwachen des Geschlechtsbewußtseins zeigt, etwas näher mit Sexualproblemen beschäftigt hat, in meiner Arbeit über Narzißmus „unwirkliche Konstruktionen mit abstraktesten Begriffen“ zu finden (vgl. Jahresbericht über die Leistungen und Fortschritte auf dem Gebiete der Neurologie und Psychiatrie, herausgegeben von Jakobsohn, Jahr 1913, Abschnitt: Kriminelle Anthropologie S. 1426). Ginge das Leben so weiter wie vor dem Kriege, dann könnte sich übrigens Kötscher zur Not einmal ansehen, wie diese „Konstruktionen“ in Berlin herumlaufen.

so zahlreich sein, kennen wie etwa ein Schüler die Vokabeln einer fremden Sprache.

Schon daraus wird ohne weiteres ersichtlich, wie töricht es eigentlich war, als Näcke in jener Besprechung, welche er meinen Ausführungen über den Ursprung der Homosexualität im 50. Band von Groß' Archiv angedeihen ließ, u. a. schrieb, wer nicht mindestens Hunderte von Homosexuellen sah und kennenlernte, dürfe sich in dieser schwierigen Frage keinerlei Urteil anmaßen. De mortuis nil nisi bene, aber diese Äußerung wurde mir wie jene ganze Besprechung, die von falschen Unterstellungen, Mißverständnissen und Kundgebungen einer höchst kritiklosen, unwissenschaftlichen Feindseligkeit nicht nur strotzte, sondern aus ihnen in einer durch den Kontrast gegenüber den Erfordernissen einer verständigen Kritik beinahe belustigenden Weise überhaupt zusammengesetzt war, zu einem Spiegel, in dem ich den „berufenen Kenner" der Homosexualität in seinem bedenklichen Mangel an Empfindungsmathematik erschreckend deutlich sah. Es wäre mir ein leichtes gewesen, damals dieses Spiegelbild näher zu analysieren, nur hätte Groß diese Satire nicht aufgenommen, und dann entschuldigte ja Näcke auf meine Entgegnung in der Arbeit: „Nochmals der Ursprung der Homosexualität" diese Besprechung selbst mit seiner gereizten Stimmung und nahm sie nach meinem Gefühl selbst nicht mehr ernst. Schlimmer ist, daß Hirschfeld in seinem Buche „Die Homosexualität des Mannes und des Weibes" (S. VII unten, VIII oben) jene Äußerung Näckes nicht nur zitiert, sondern sie ihm noch zum Verdienst anrechnet und sich mit ihr identifiziert. Denn wie falsch diese Ansicht ist, möchte ich unter Berufung auf das bisher Gesagte aus Gründen, welche für die Frage nach der Fundierung einer notwendig rein aufs Psychologische gerichteten Untersuchungsmethode von Bedeutung sind, hier nochmals besonders betont haben.

Ich weiß, daß namentlich auch hingesehen auf den Umfang der heute vorhandenen Literatur, deren Kenntnis bei jedem wissenschaftlich Interessierten natürlich vorausgesetzt wird, für denjenigen, welcher wie gesagt nach seiner psychischen Veranlagung ohnehin erfährt, ohne erleben zu müssen und — im Gegensatz zu dem Homosexuellen, der von seinem Empfinden ganz erfüllt, vielfach hier Scharfblick und Urteilskraft einbüßen muß — erlebt, ohne die Distanz zu verlieren, es genügt, wenn er nur die verschiedenen Typen der Homosexuellen in einigen Exemplaren, die den verschiedenen Bevölkerungsschichten entstammen, genau kennt, um über die Grundzüge des homosexuellen Charakters durchaus Bescheid zu wissen. Jedenfalls aber kann er sich viel eher ein Urteil erlauben, als einer, der „Hunderte sah und kennenlernte", dem aber das, was ich Empfindungsmathematik nannte, eben das bewußte Erleben psychischer Resultate und ihre verstandesmäßige Verarbeitung, ein Buch mit sieben Siegeln ist und der deshalb wie gesagt seine Beobachtungsobjekte nur kennenlernt wie etwa die Vokabeln einer fremden Sprache. Die Homosexuellen fühlen das übrigens instinktiv vielfach selbst; ich will hier nicht meine eigenen Erfahrungen mit ihnen in den Vordergrund rücken, sondern nur die Erklärung eines von Ellis Beobachteten wiedergeben: „It is really a matter of psychology, not of medicine and poets know more about such matters than doctors“ [1]).

So ähnlich könnte sich aber in sinngemäßer Anwendung übrigens auch die Schar meiner Beobachtungsobjekte aussprechen. Ich meine zunächst die große Zahl von Sexualverbrechern, d. h. Sittlichkeitsverbrechern im engeren Sinne, wie weiter auch z. B. Körperverletzter, Sachbeschädiger, Diebe, Brandstifter, Landstreicher aus sexuellen Motiven, die ich im Laufe der Jahre in meinem Amte persönlich kennen gelernt oder über die ich aus den Akten Genaues erfahren habe, die ich bei der Berliner und Hamburger Kriminalpolizei traf oder von denen ich aus Akten und Mitteilungen der Beamten dort Ausführliches hörte, die ich endlich, soweit es sich insbesondere um Homosexuelle und verwandte Arten handelt, in der Gesellschaft und auf meinen Forschungsreisen zum Teil ganz eingehend studiert habe. Sie alle haben mir vielleicht instinktiv Vertrauen entgegengebracht und sind mir dadurch zu um so besseren, wenn auch unfreiwilligen Mitarbeitern geworden, deren Äußeres schon manches sagte; ich denke hier an die typischen Lakeiengesichter, an die Gesichter halb Affe, halb Adonis, an die groben, plumpen mit abstehenden Ohren und vorstehendem Unterkiefer, wie an die regelmäßigen und schönen, in denen aber ein verzehrendes Feuer brennt; Gesichter, die ich in den Albums der Berliner und Hamburger Kriminalpolizei bei Sittlichkeitsverbrechern immer wieder fand und die dem Kenner schließlich unverkennbar werden: Ich erinnere mich an eine in dieser Beziehung charakteristische Bemerkung eines Wachtmeisters, der, als ich eines Nachts in dem bekannten Aufnahmezimmer der Berliner Kriminalpolizei einen jener Sammeltransporte aus den Revieren mit abnahm, mir unter Hinweis auf einen etwa 16jährigen Menschen, der eben hereinkam und mir als zu dem letzten oben bezeichneten Typ gehörig sofort aufgefallen war, mit apodiktischer Sicherheit sagte: „Dem sieht man's an, was er gemacht hat. Das ist ein Schwein!“, und in der Tat, der Betreffende war dabei abgefaßt worden, wie er sich nach seiner Gewohnheit in der Nähe der Rousseauinsel mit entblößten Genitalien aufgestellt hatte.

Unter dieser Masse von Individuen, zu denen noch zahlreiche „normale“ Personen hinzukommen, in deren Geschlechtsleben mir meine Tätigkeit in Entmündigungs-, Ehescheidungs- und Unterhaltssachen, sowie als Vormundschaftsrichter manchen interessanten Einblick verstattet hat, sind es natürlich immer nur einzelne gewesen, die besonders charakteristische Zusammenhänge erkennen ließen und meine Anschauungen von dem Ursprung und Charakter der perversen Neigungen wesentlich gefördert haben — sie vor allem habe ich in meinen Arbeiten als Beispiele besonders erwähnt, und ihr erstes Auftauchen könnte mich heute an die beiden Zeilen eines Gedichtes erinnern:

„Ein Blitz zerfetzt die Nacht:
„Eine Welt voll milchigen Lichts jäh aus den Träumen erwacht . . .!“

[1]) Vgl. Ellis, Studies in the phychology of sex. Sexual inversion. Philadelphia 1908, p. 68.

Im Forschungsgebiet, das psychosexueller Intuition vorbehalten ist, kann eben, wie immer wieder von neuem betont werden muß, nur das Charakteristische und die richtig gesehene Nuance die Erkenntnis fördern; die Masse an sich jedoch bietet für diese Beobachtung nichts, weil weder das eine noch das andere in ihr notwendig enthalten zu sein braucht.

Dagegen können sich die gleichen Beobachtungen natürlich summieren und in ihrer Masse sehr wohl die Grundlage für einen Schluß abgeben, der nicht nur Wahrscheinlichkeitswert, sondern erfahrungsmäßige Gewißheit hat, wenn er aus dem Gemeinsamen lediglich auf die Einheitlichkeit des Ursprungs, nicht aber etwa auf die Wirklichkeit einer anderen inneren Tatsache zu schließen unternimmt.

Bei alledem handelt es sich um Feststellungen, die, wie man sieht, psychologisch wichtig sind und die weder voraussetzungslos. noch leicht und ohne besonderes Glück, ja, wie die Verhältnisse nun eben liegen, nur mit großen Kosten und nicht einmal ganz gefahrlos gemacht werden können. Wäre es da nicht richtiger gewesen, sie nach ihrem Werte zu würdigen, anstatt mir entgegenzuhalten, „die berufenen Vertreter“ (Näcke) schweigen davon, „offenbar (!) handelt es sich nur um vereinzelte Fälle“ [1]), „bei Hirschfeld“ findet sich nichts darüber, und was dergleichen Redensarten mehr sind! Allerdings, Hirschfeld erwähnt in seinem 1914 erschienenen Buche „Die Homosexualität des Mannes und des Weibes“ meine Ansicht über die Entstehung der Homosexualität und damit meine Arbeiten „Geschlechtstrieb und Verbrechen“ und „Narzißmus“ auch nicht andeutungsweise; wer aber wollte, wenn er ihm auf der einen Seite die Möglichkeit gäbe, dies doch zu tun, auf der anderen zu bestreiten wagen, daß ein Prinzip zu ignorieren, was nicht in den Streifen paßt, jedenfalls nicht als methodologisches Hilfsmittel anerkannt werden kann, wenn es sich um die wissenschaftliche Erforschung der Wahrheit handelt?

„Berufene Fachsexuologen“ mögen sich weiter unter Begriffen wie normal, anormal, neurotisch, pervers usw. usw. etwas vorstellen; je breiter und derber die Stiefeln sind, mit denen der Herr Professor in das hinter Schleiern verborgene Kristall ungeahnter Zusammenhänge hineinmarschiert, um so fester und dauerhafter wird die Grundlage dafür werden, daß er und seine Jünger in langen Abhandlungen an der Klarheit vorbeidisputieren können, denn erst wenn der letzte Scherben zu Ziegelmehl zertreten ist, kann bekannt-

[1]) Selbst wenn das wahr wäre, ließe sich, so muß ich Numa Prätorius immer wieder entgegenhalten, daraus nichts gegen den Wert und die Bedeutung folgern, welche diesen „vereinzelten Fällen“ für die Klärung des Entwicklungsganges der homosexuellen Neigung zukommt. Es handelt sich aber in der Tat gar nicht um so vereinzelte Fälle, und wen ich nicht überzeugen kann (ich habe das Näcke schon sagen müssen), der mag ruhig meinen Ausführungen mißtrauen, mir persönlich ist das ganz gleichgültig; denn ich besitze offen gestanden gar nicht den inneren Eifer, überzeugen zu wollen, ich weiß, daß hier mehr als irgend sonst das Goethesche Wort gilt: „Ein jeder lernt nur was er kann!“, sondern mich leitet nur der Drang, das, wovon mich die Erfahrung durchaus überzeugt hat, so vollständig und klar darzustelllen, als es mir angesichts der großen Schwierigkeiten, welche die Schilderung verwickelter psychischer Zusammenhänge nun einmal zu bieten pflegt, noch möglich ist.

lich das Fangballspiel mit Genuß beginnen! Sie vermögen natürlich niemals etwas von der quälenden Wahrheit des Werfelschen Ausrufs zu spüren:

„Wie fleht der Sinn, den wir zu tragen haben,
Uns um sein Wort.
Das Wort doch, das wir ihm zu sagen gaben,
Schon rafft ihn fort!"

Von einer anderen Seite betrachtet, könnte man sie ganz gut auch als „reine Toren" bezeichnen.

Ihnen gegenüber bedeutet Freud und seine Schule eine Art Erlösung. Man darf freilich nicht vergessen, daß seine Methode von vornherein nur dem therapeutischen Zwecke dienen soll, Menschen, die am psychisch Rätselhaften leiden, durch Entwirrung und Lösung der Rätsel Angst zu nehmen und dafür Erleichterung zu bringen. Die Schaffung psychischer Erkenntnisse in erster Linie maßt sie sich selbst nicht an und mit Recht, denn auch der Psychoanalytiker kann an andern immer nur wiederfinden, was er vorher durch psychische Intuition in sich selbst erkannt und verarbeitet hat, oder er wird überhaupt nichts finden. Seine Arbeit am Patienten dagegen vermag zunächst nur zu erreichen, diesen mit Hilfe einer durch Erfahrung zweckmäßig gestalteten Methode in die Rolle eines sich unbeobachtet fühlenden und deshalb den Ablauf der Verknüpfungen mechanisch erduldenden Beobachteten zu zwingen und so jenes Material zu gewinnen, das der Beobachter dann auf Grund der eigenen inneren Erfahrung und deshalb nur insoweit sie reicht, zum Resultat psychischer Erkenntnis gestaltet. Die durch die Beobachtertätigkeit ermöglichte Gewinnung von Material kann freilich den Anstoß geben zu einem besonderen Ablauf von Verknüpfungen in der eigenen Seele, aus dessen Verarbeitung jeweils neue psychische Resultate erzielt werden können. Sobald freilich Psychoanalytiker anfangen, mit Schlüssen zu operieren, d. h. aus dem Vorhandensein zweier psychischer Tatsachen auf einen zwischen ihnen bestehenden Zusammenhang einfach zu schließen, begeben sie sich, wie ich immer wieder betonen muß, des Anspruchs, ein erkenntnistheoretisch einwandfreies psychisches Resultat gewonnen zu haben. Das gilt z. B. für die Behauptung, welche Stekel, dessen Bücher und Arbeiten ich übrigens stets mit ganz besonderem Interesse gelesen habe, als Ergebnis der Psychoanalyse eines homosexuellen jungen Mannes aufstellt[1]: „Der Homosexuelle ist homosexuell geworden, um nicht Jack the ripper zu werden." Die vermeintliche Tatsächlichkeit dieser Behauptung hat Stekel sicherlich nicht an der eignen Psyche ermessen, das ist reine Phantasie! Einwandfrei kann auf Grund der festgestellten Tatsachen nur behauptet werden, daß der junge Mann unter der Herrschaft des Einzeleindrucks der Gewalt stand, wie ich es früher genannt habe, und gleichzeitig homosexuell fühlte, daß ihn aber die Neigung zur Lösung sexueller Spannung durch gewaltsame Kraftentfaltung nur mehr unbewußt, die homosexuelle Leidenschaft dagegen bewußt beherrschte. Geflüchtet hat

[1]) Vgl. Stekel: Die Analyse eines Falles von Homosexualität. Groß-Archiv Bd. 66. S. 94 ff.

er sich jedoch keineswegs in das homosexuelle Empfinden, er ist vielmehr auf dem Wege, den ich beschrieben habe, nur ein Glied und vielleicht das letzte in jener Kette, die infolge der Dissolution des Aktes als komplexes Erlebnis über die Herrschaft des Einzeleindrucks der Erregung und der Mixoskopie hinweg das homosexuelle Fühlen schafft: Die Dissolution des Aktes kann ja, wie ich früher näher dargelegt habe, in der Weise beginnen, daß der Einzeleindruck der Gewalt im komplexen Erlebnis der Besitzergreifung besonders große Anziehungskraft erlangt, d. h. zur Erreichung intensiverer Lust betont und ausgestaltet wird, wobei dann die Gewalt entweder der intensiveren Gestaltung aller Einzeleindrücke oder aber eines bestimmten Eindrucks innerhalb des Rahmens ihrer Beziehung zur Besitzergreifung dient. Deshalb ist es nur natürlich und für die Richtigkeit meiner Theorie über den Ursprung der Homosexualität zugleich beweiskräftig, wenn sich einmal eine charakteristische Phase früherer Entwicklung neben dem fertigen Bilde der Homosexualität noch irgendwie lebendig zeigt. Möglich wäre aber auch, daß der junge Mann gar nicht einmal unter der Herrschaft des Einzeleindrucks der Gewalt überhaupt stand, sondern lediglich voll homosexuell fühlte und sich nur aus Scheu und auf der Flucht vor der ihm naturgemäßen Triebbefriedigung in die Idee des Gewaltsamen, z. B. in der Form der Reizauslöschung, hineingesteigert hätte, die er dann durch Aufgabe des Widerstands gegen seine homosexuelle Neigung in der gleichgeschlechtlichen Betätigung wieder zu bekämpfen suchte.

Problematisch bleibt nur, wie man sich vorstellen soll, daß trotz jener somatisch wie psychisch wirksam bleibenden Tendenz auf Herausbildung der Eingeschlechtlichkeit die homosexuelle Neigung als Resultat des geschilderten Abwandlungsprozesses immer von neuem wieder fertig in die Erscheinung tritt. Es liegt nahe anzunehmen, daß sich jene Tendenz überhaupt nur auf die Herausbildung des Triebes, d. h. auf die physiologische Bereitschaft der Drüsen und des Gehirns, auf der Grundlage des männlichen oder weiblichen Geschlechtsgefühls sexuelle Spannungsgefühle auszulösen, nicht aber auf die Trieb**einstellung** erstreckt, daß diese vielmehr allmählich überhaupt erst zur festen psychischen Disposition geworden in allen ihren Entwicklungsstadien gleich anderen psychischen Anlagen lediglich als Disposition vererbt wird. Für die Richtigkeit dieser Annahme spricht sicherlich, daß es auch sonst nicht gelingt, selbst bei den schwersten psychischen Veränderungen irgendein physiologisches Korrelat zu entdecken. Es wird also schon so sein, daß die Gebundenheit des Psychischen an das Physische nur „funktionell" besteht, daß aber der **lebendige** Geist, **seinem** Gesetze folgend, wonach der Impuls zur Hemmung verwandelt durch sie zur Strebung erstarkt, und die Strebung im steten Widerstreite mit der Hemmung zum Zwange hypertrophiert, im Individuum eine **eigene** Welt offenbart, ohne Ursprung seiend, werdend und im Gedächtnis immer vollkommeneren Werdens lebendig ohne Ziel und Ende!

Damit wird für mich ein Letztes klar, das sonst wohl dunkel bleiben müßte.

Einzelpreis M. 3.60 | Vorzugspreis M. 2.70

ABHANDLUNGEN
AUS DEM GEBIETE DER
SEXUALFORSCHUNG

Herausgegeben im Auftrage der

Internationalen Gesellschaft für Sexualforschung von

Redigiert von Dr. MAX MARCUSE, Berlin

Band IV | Heft 3

Homosexualisierung

Von

Dr. Max Rudolf Senf

BONN 1924

A. MARCUS & E. WEBERS VERLAG

FSC
www.fsc.org
MIX
Papier | Fördert gute Waldnutzung
FSC® C083411

Zeitfracht Medien GmbH
Ferdinand-Jühlke-Straße 7
99095 Erfurt, Deutschland
produktsicherheit@kolibri360.de